楔子

　　「轉骨」是中醫的精粹，也是一種後天的「優生」學，它主要的精神概念，是要幫助少年順利轉成青年，青年成功轉至成年人。它不只要體現在身高的充分增長，還包括男女性徵的成熟展現，及腦部的健全發育，可以說是身心的全面提升。

　　本書將為讀者抽絲剝繭，層層揭開轉骨的奧祕，以深入淺出的文字，鉅細靡遺地呈現轉骨的文化與醫療精髓，幫助成長中的孩子，及關切孩子成長的家長，掌握轉大人的重要關鍵。

　　只要把握以下「天、地、人」三合：「天」—轉骨的最佳天時、「地」—擷取大地長出的精微養分、「人」—充分的睡眠、運動與情志陶冶、當事人努力配合協作，就能夠獲取幾千年的優生祕技，以最佳的智慧、體態迎向轉大人之後每一個精力滿溢的陽光之晨。

資料夾文化

父母得先知道：轉骨增高簡易測量表
輕鬆檢測孩子目前「轉大人」三階段！

中醫「轉骨」又稱「贊育」。現在就為家中小朋友來個自我檢測，看看是否進入「贊育」，並測驗看看如果進入「贊育」了，又是屬於哪一期呢？

第一階段──轉骨增高醞釀期（贊育醞釀期）

特徵：男生還沒有變聲，女生月經還沒有來。（國小三年級女生月經就來，或甚至更早，則屬於必須治療的性早熟症狀，不在探討範疇）

此階段會出現以下症狀（會有這些症狀發生，但不一定每項都有）

- 我正值小學 4 ～ 6 年級之間，一年長高不足 6 公分。
- 我正值小學 4 ～ 6 年級之間，我是男生，我還沒有變聲。
- 我正值小學 4 ～ 6 年級之間，我是女生，月經還沒有來。
- 我正值小學 4 ～ 6 年級之間，我有食慾不振的情形，吃得很少。
- 我正值小學 4 ～ 6 年級之間，常感覺消化不良。
- 我正值小學 4 ～ 6 年級之間，胸部有一點點漲的感覺，或明顯漲漲的。
- 我正值小學 4 ～ 6 年級之間，感覺身體很疲倦或精神不好，每天都累累的感覺。
- 我正值小學 4 ～ 6 年級之間，大便大部分時間都不成形，或拉肚子的情況居多。
- 我正值小學 4 ～ 6 年級之間，有四肢冰冷的情形。
- 我正值小學 4 ～ 6 年級之間，有面色蒼白的情形。
- 我正值小學 4 ～ 6 年級之間，平常有頭暈的情形。

- 我正值小學 4～6 年級之間，平常有耳鳴的情形。
- 我正值小學 4～6 年級之間，平常很容易感冒。
- 我正值小學 4～6 年級之間，只要蹲下去，或躺下去，一站起來就會眼冒金星。
- 我正值小學 4～6 年級之間，吃了東西或根本吃得不多，肚子就有漲漲的感覺。
- 我正值小學 4～6 年級之間，有明顯腰痠的感覺。
- 我正值小學 4～6 年級之間，感覺體力不夠，很懶得開口和家人及朋友説話。
- 我正值小學 4～6 年級之間，晚上經常要起來跑廁所，甚至到現在還會尿床。
- 我正值小學 4～6 年級之間，大家都説我比較胖、偏胖或太胖。

第二階段──轉骨增高黃金期（贊育黃金期）

特徵：男生開始變聲，女生月經來潮。

此階段會出現以下症狀（會有這些症狀發生，但不一定每項都有）

- 我是男生，我已經變聲了，變聲還不滿二年。
- 我是女生，我的月經來了。月經來還不足二年。
- 我是男生，我有遺精或夢遺的情形。
- 我是男生，我有手淫的情形。
- 大家都説我比較胖、偏胖或太胖。
- 我的腋下長出了毛毛。
- 我的陰部長出了毛毛。
- 我開始長鬍鬚。
- 我很容易發脾氣或經常很想發脾氣。
- 我是女生，我的月經經常提前來。
- 我是女生，我的月經來的天數很少。
- 我是女生，我的月經量很少。
- 我是女生，我的月經總是延遲報到。

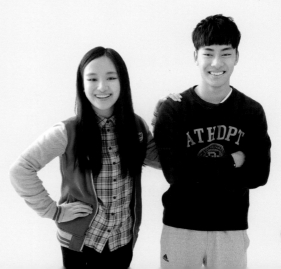

- 我是女生，我月經來的時候肚子都會痛。

- 我是女生，我的月經來的時候都會拉肚子。

- 我是女生，我的月經來時都有血塊。

- 我是女生，我月經來的時候有棕色或黑色的瘀血。

- 我是女生，我月經來的時候會胃痛。

- 我是女生，我月經來的時候會頭暈。

- 我是女生，我月經的顏色不紅，感覺像粉紅色。

- 我是女生，我的胸部比家中的姊妹、媽媽、阿姨或奶奶小。

- 我長得比爸爸媽媽、或爺爺奶奶、或兄弟姊妹們矮。

- 我年長高不足 8 公分。

- 我食慾不振，吃得很少。

- 我常感覺消化不良。

- 我胸部有明顯漲漲的感覺。
  （男生女生都有可能發生）

- 我感覺身體很疲倦或精神不好，
  每天都累累的感覺。

- 我大便大部分時間都不成形，
  或拉肚子的情況居多。

- 我有四肢冰冷的情形。

- 我有面色蒼白的情形。

- 我平常有頭暈的情形。

- 我平常有耳鳴的情形。

- 我平常很容易感冒。

- 我只要蹲下去，或躺下去，一站起來就會眼冒金星。

- 我吃了東西或根本吃得不多，肚子就有漲漲的感覺。

- 我有明顯腰痠的感覺。

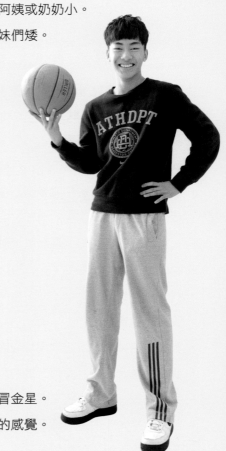

- 我感覺體力不夠，很懶得開口和家人及朋友說話。

- 我經常跑廁所，有頻尿的問題。

- 我的腿有些發漲的感覺。

- 我吃得多，容易饑餓。

- 我腳長的速度特別快。

- 我幾個月之內鞋子會大幾號。

- 我很愛睡覺。

- 我晚上睡覺時大腿或小腿會痛、痠痛、刺痛或灼痛。

- 我晚上睡覺時有小腿抽筋的情形。

第三階段──轉骨增高補強期（贊育補強期）

特徵：男生開始變聲已滿兩年，女生月經來潮已滿兩年。

此階段會出現以下症狀（會有這些症狀發生，但不一定每項都有）

- 我是男生，我變聲已經滿兩年。

- 我是女生，我月經來已經滿兩年。

- 我是女生，我還不滿 21 歲。而且我的智齒還沒長。（黃帝內經觀點）
  也有人因腎氣不充一輩子都長不出智齒，但不代表就一輩子都有長高的機會！即使是沒有長智齒，女生過了 21 歲就不容易再長高了。

- 我是男生，我還不滿 24 歲。而且我的智齒還沒長。（黃帝內經觀點）
  也有人因腎氣不充一輩子都長不出智齒，但不代表就一輩子都有長高的機會！即使是沒有長智齒，男生過了 24 歲就不容易再長高了。

- 我是女生，我只要吃胖一點，胸部也會跟著長大。

- 我是男生，我只要吃得營養一點，吃得補一點，就有性衝動，或會遺精。

- 我是女生，我月經已經來兩年，智齒還沒長，陰毛及腋毛都很稀疏。

- 我是男生，我變聲已經滿兩年，智齒還沒長，陰毛及腋毛都很稀疏。

增高逆轉術
真人實證

真人實證 ❶

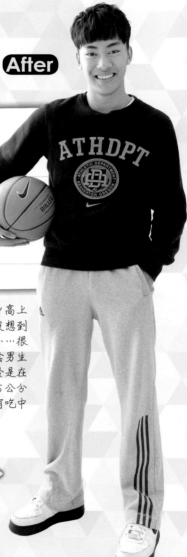

After

姓名：潘從宇
性別：男
出生時週數：27 週
出生時體重：820g
現在年紀：15 歲
改善體質前身高：167cm
目前身高：175cm

　　早產的我，因為先天吸收不佳的關係，從小就有身高上的困擾。原本一直以為這樣的問題在青春期就能改善，沒想到自己竟然在國一、國二時身高就開始停滯在 167 公分了……很擔心從此長不高的我，還好從國三開始，天天定時做這套男生的轉骨增高逆轉操，加上喝中藥還有增高食譜的關係，於是在國三升高一的這段時間又長高了幾公分（現在已經有 175 公分了！），真的很神奇。直到現在，我還是持續地做操，還有吃中藥，目標是希望有天可以突破 180 公分大關！

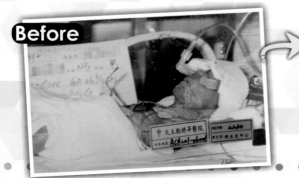

Before

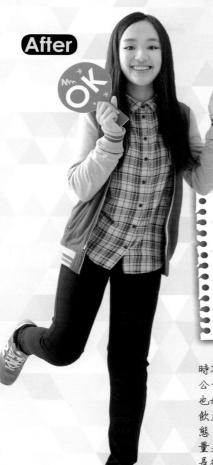

After

OK

真人實證❷

姓名：潘瑷
性別：女
出生時週數：32 週
出生時體重：2080g
現在年紀：16 歲
改善體質前身高：159cm
目前身高：164.5cm

　　以前常聽大家說，女生身高會比男生快停滯。當時不信，沒想到國三時發現自己已經不再長高了（159公分），才覺得擔心起來，真希望能再多高個1公分也好……這時剛好弟弟也因身高關係，開始接觸中藥飲並做起轉骨操，所以自己也抱著死馬當活馬醫的心態，吃了調經中藥、也試著做女生轉骨操。到高二再量身高時，發現自己竟然高過164公分了！或許天生長得高的同學不懂這種感覺，但這小小幾公分，對身高錙銖必較的我們來說，真的很重要呢！原來長高可以這麼簡單！

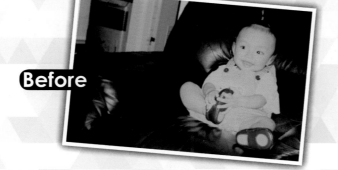

Before

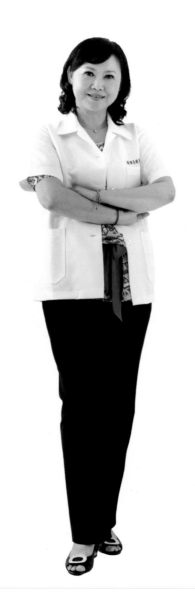

孩子順利轉大人了嗎？
孩子的身高您滿意嗎？

　　無論你是否在人生對的時間用對了方法，也無論你對成長後的自己是否滿意，為了下一代，以及週邊所關心的孩子們，你都不能錯過這一部集結了老祖宗們關於人體生長的奧祕，所譜寫出來的智慧成長之書《登大人的轉骨增高逆轉術》。

　　全書的菁華，在於一語道出了人體的祕辛：由頸部延伸到腰部的頸椎與脊椎，層層相疊，椎體之間，蘊藏著人類生存與生殖所需要的重要精髓，包括腦髓、脊髓、神經、腦液、脊髓液……等。它也是骨骼生長、智力提升、男女性徵成熟的的大本營，中醫以一個簡單扼要的「精」字整體概括。

　　中醫認為：「腎主骨，生髓」、「腎藏精，精生髓，髓養骨」、「髓通腦，腦為髓之海，而髓又生骨。」這一段話的意思就是說，中醫的「腎精」──人體最精微營養健康的物質能量，與現代所謂的髓（包括腦髓、脊髓）和骨幹，彼此之間都是可以相互轉化、充填、濡養，講的就是物質

不滅，能量互相轉化的原理，這種能量轉化的運動在人體這個小周天裡周而復始的運行著。

中醫又說：「腎主生殖」、「腎藏精」。腎既然是一個藏精的重要府庫，當然對人體的生長、發育與繁殖，有很大的主宰力量。所以，把握「腎」在人體最蓬勃生發的時期——「轉骨期」，全力一搏，發揮它影響身體整體成長的最強力道，一定是一個最明智的抉擇。

這本書就是從人體生長、生殖最重要的機關著眼，中西醫學的要領著手，引導您層層揭開生長的真象。這些真象，曾經發生在你的身上，如果你已經錯過了，這一次，為了能夠讓下一代成長得更好，你一定要牢牢的把握住。

那麼，轉骨究竟要轉什麼？本書就是要引導您走出轉骨的迷宮，透過正確的脊椎動力之術、健康的食物、穴位的激勵、中醫食療、中藥茶飲等等，多管齊下，幫助您找到成長的捷徑，走出青春活力。當然，你所在乎的長高、豐胸、精力與生殖力，這本書的內容通通都有涵蓋。

最後，我要特別感謝蓮樺中醫診所的幫助，不吝為本書大量提供中藥藥材，並感謝瑞康屋的蔡蕙玲總經理，不但慷慨出借廚藝教室供拍攝，更親自示範下廚，為的就是希望讀者們能夠藉由本書幫助孩子們贏在起跑點。相信有了《登大人的轉骨增高逆轉術》，你想要的一切，都在你的掌握之中。

中醫博士　寧小舒

目・錄

Part 1 父母必看──孩子的轉骨增高問題這裡通通有

Part 2　父母必看──破解家中小朋友為什麼比同齡小孩矮小原因

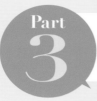

Part 3 父母必看——男生女生大不同的 轉骨增高逆轉操

Part 4 父母必看──孩子轉骨增高三階段，錯過再也不回頭

Part 1

父母必看——
孩子的
轉骨增高問題
這裡通通有

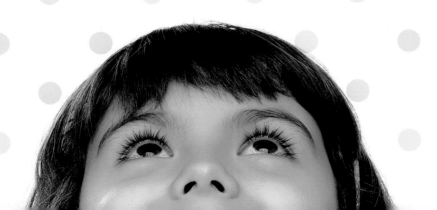

父母必看——
孩子的轉骨增高問題
這裡通通有！

　　家有兒女初長成，是十分值得欣喜的事，但是在中醫門診中，經常看見愁眉不展的家長，為兒女的成長大事煩心。有的家長是在兒子長出喉結及鬍子，女兒月經來了，才驚訝地發現孩子開始「轉大人」，然後才意識到孩子的身高不及他的同班同學，或發現女兒的胸部發育得不好，比起自己當年，好像少了幾個罩杯；擔心之餘，才把孩子帶來診所尋求「亡羊補牢」的辦法。這樣急急忙忙、憂心忡忡的父母，對家有兒女初長成這件事，自然無法安步當車，勝券在握。

　　這一個章節，正是集結許多家長在兒女轉骨前中後三個時期最希望知道的問題，以一問一答的方式，詳細地闡明正確的觀念，以最簡明精要的文字敘述，解答家長心中的疑惑，同時適合正要經歷轉大人，或正在轉骨中的青少年閱讀，讓家長和孩子能夠一手掌握成長的法寶，在人生的必經之路上，讓家長有足夠的好心情來欣賞孩子的成長，享受子女成長的喜悅，同時也陪著孩子一同成長。

Q1. 家中長輩們常提到的「轉大人」到底怎麼判斷？

　　俗話所說的「轉大人」，中醫稱為「轉骨」或「贊育」。在早期的傳統社會中，由於營養不及現代人，多數女孩約在國小五、六年級，一直到國中二年級之間「轉大人」，年齡大約是在11～14歲之間完成月經初潮，期間還會受到荷爾蒙的改變，伴隨有不同程度的胸漲、及胸部長大、罩杯提升。現在的女孩，有的受到營養提高的影響，有的受到環境荷爾蒙、激素等因素的刺激，胸部長大及月經來潮等徵狀，都有可能在10歲就提早報到，如果這種「轉大人」提早在9歲，甚至更早發生，就叫作「性早熟」，需要接受治療。

　　正常情況下，男孩轉大人的時間約比女孩子晚個2～3年，通常是在13～15歲，也就是國中一年級到三年級之間，也有的人更晚一些，直到高中一年級才變聲。如果超過16歲還沒有轉大人，家人就該著急了，站在中醫的立場，並不希望家長在這麼遲的情況下才替孩子尋求成長的協助。幫助孩子「轉大人」，最好是從轉骨之前的脾胃調養開始，相信在這本書中也可以找到不少調養脾胃的飲食、中藥茶飲。

　　因此，要幫孩子成功「轉大人」，不論食療、藥膳及運動、操練等輔助，女孩應從11歲前期（月經快來的年齡）、男孩應從13歲前期（快要開始變聲前）就開始顧脾胃、養身體，去除身體過去受到風、寒、暑、濕侵襲、或受跌打損傷引起會影響成長及增高的種種問題。這一個時期視為轉大人的「醞釀期」，或稱「轉骨前期」。整體而言，女孩轉大人的時間約在11～14歲之間，男孩13～16之間都算正常，這是就年齡而言。

　　就長高而言，現代醫學認為，男女想要長高，必須趕在生長板完全密合之前，所以西醫輔助長高的治療，女生大約在16歲前，男孩在18歲前。這個時期，也就是本書中所說的轉骨「黃金期」，單就能夠快速幫助生長的增高黃金期而言，女孩子轉骨的藥方可以從國小五年級一直服用到高中一年級，男孩子可以從國中一年級一直服用到高中畢業。無論男孩或女孩，這種黃金增高期大約都有六年的時間，足夠家長幫助孩子一起投注心力，好好的用心及努力。

但女性就胸部的增長而言，只要還沒有停經，荷爾蒙的分泌仍然充裕，罩杯就還有提升的機會，所以女性胸部的增長，除了需要把握轉大人的黃金期，還可以利用每個月的生理週期、每年的季節變化，透過飲食來調理與提升。

另外，本書中還將引經據典，闡述「智齒」生出之前，人體接受充足的營養及刺激，身高還會緩慢增長。在這個智齒生出的前期，應該如何把握最後的長高決勝機會，放手一搏，這一方面，本書中收列在「轉骨補強期」（p.192），有詳細的說明。

Q2. 怎麼判斷家中的小男孩已經開始「轉大人」？

如果感覺家中的男孩開始變聲了，就是開始「轉大人」了。初期聲音開始轉變，會從細嫩的童音開始變粗，但是音質仍未穩定，漸漸地聲音會介於童音與大人之間，直到音質成為穩定的男音，階段性地不再變化。

Q3. 怎麼判斷家中的小女孩已經開始「轉大人」？

家長從女孩胸部開始感覺「漲漲的」、「有點漲」或「有漲的感覺」時，就要開始注意了！這表示已經開始要轉大人了！一旦月經來了，就正式轉變為女人了。

Q4. 如果身材已經高人一等，是不是就已經算真的轉大人成功了？

身材高人一等，只能說是先天的遺傳比較優良，「轉大人」必須配合其它的性徵一同觀察，因為長高只是成長的一個項目而已，並不代表轉大人的成長指標。

Q5. 吃了轉骨方如果還是發育不良，是不是沒救了？如果有救該怎麼補救？

　　如果給孩子吃的轉骨方是市面上購得的固有成方，服用後成效不彰，可以把孩子帶到醫療院所，尋求專業的幫助，請醫師針對孩子身體的問題對症下藥，因為坊間所販售的轉骨方通常是針對普通一般孩子的體質，如果自己的孩子特別有脾胃吸收力薄弱、胃動力不足……或其它影響轉骨的疾病，必須對症治療，才能產生效果。

　　至於現在很流行施打生長激素，中醫認為，必須在轉骨的最後補強期，身高的進展仍然不符合理想的情況下才適合。太早施打生長激素，反而會揠苗助長，影響孩子的自然成長。

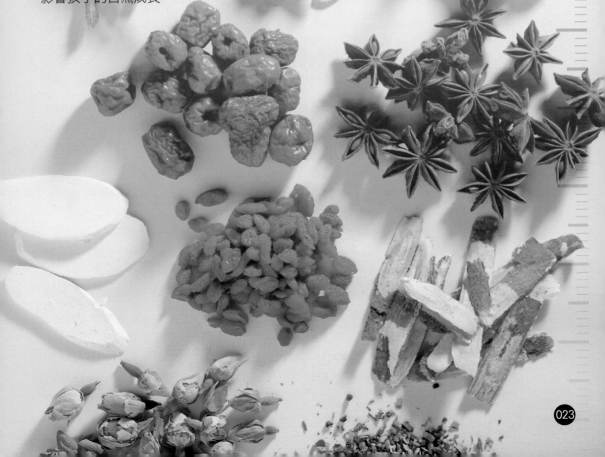

Q6. 家中小朋友「轉大人」時，食補、藥補哪種比較適合？怎麼判斷？

　　人在成長的過程中，都會受到風、寒、暑、濕的侵襲，或受跌打損傷的影響，對成長及增高產生不同程度的影響。如果只靠身體自然的機制轉大人，成長及增高的因子都無法全面開展與發揮。以中醫的觀點，這時候如果能夠針對每個小孩不同的體質狀況，以中藥加以輔助，能使正常體質的小孩在轉大人的時候如虎添翼，能使身體虛弱的小孩獲得適時的補養，等於是在孩子成長關鍵的時機點上及時地拉他們一把。所以，食補是一輩子必須的選擇，藥補就是一生一次必須的投注，二者同樣都是人生聰明的抉擇。

Q7. 家裡吃素會影響下一代身高嗎？小朋友「轉大人」時可以吃素嗎？營養夠嗎？

　　就飲食方面，所有可靠的醫療文獻報告都指向偏食的父母會影響下一代的身高，卻沒有可靠的人體實驗指出吃素的父母會影響下一代的身高。因為長高所以需要的蛋白質、胺基酸、維生素等營養素，無論葷食、素食中同樣都可以獲得，最主要是要吃得均衡營養，而葷食者如果有偏食的問題，一樣會影響到孩子的成長，所以無論素食者或葷食者，只要能夠營養均衡，就不用擔心影響下一代的身高。

Q8. 市面上販賣的轉骨湯是否有效？所有想「轉大人」的小朋友都可以喝嗎？

　　市面上的轉骨方比較適合一般正常體質的小孩，所以，如果家中的小孩如果有體質特別瘦弱、脾胃功能很差、成長過程中曾經因為跌打損傷而留下病根、非常容易感冒、反覆感冒沒有治好、或有睡眠問題、或並非遺傳引起卻長得特別慢……等等，這類的小孩最好帶到醫療院所請專業的醫師對症下藥。

Q9. 太早喝轉骨湯，會不會導致孩子的性早熟？

　　太早喝轉骨湯，不但會導致性早熟，也會揠苗助長，反而害孩子因為性早熟而長不高。女生喝轉骨湯，約從**11**歲開始（國小五年級），男生約從**13**歲開始（國中一年級），太早喝轉骨湯，導致性早熟，性徵太早出現，反而會長不高。以上都是指東方人的年齡，西方人由於飲食、身體狀況與東方人有差異，所以不在此限。

Q10. 多運動或針灸真的可以促進長高嗎？

一、運動

　　本書所推薦的轉骨增高術、游泳及慢跑，都屬於有氧運動，活動時間可以依據個人的體力來做彈性調整，比較適合青少年用來運動骨骼，刺激長高，也不至於因為活動過度，使骨節、肌肉、筋膜暴發太過而產生了運動傷害。

　　青少年如果正值生長發育的時期，一般傳統認為籃球及跳繩都是跳躍性的運動，有利於骨骼的發育，能夠促進生長，不過現代研究認為，游泳及慢跑較之於籃球及跳繩，能夠活躍生長板，更適合長高期的孩子。此外，身上負擔過重的東西、及負重遠行，容易傷害腰椎、關節及骨頭，並不適合作為增高運動。

二、針灸

　　針灸人體的足三里、陽陵泉、百會穴、湧泉穴、四神聰……穴位等，可以刺激腸胃吸收、使生長激素分泌旺盛，並可通經活絡，清除阻礙生長的風、寒、暑、濕，激勵成長速度。

Q11. 過了轉骨黃金期，才喝轉骨湯還來得及嗎？

　　本書不主張「生長板閉合」是長高的極限，因為中醫認為「腎主骨、生髓、腦為髓之海」，包括腎臟、性器官、泌尿器官及骨骼都是腎的循環所管轄的範圍，在腎氣充旺到極點以前，上面所提到的器官及骨骼都還有發育的機會。

　　也就是說，男女的成長發育，特別是身高，在過了長高的「黃金期」後，還可以緩慢地長高。但比起黃金期的肉眼可見的迅速增長，「最後補強期」的成長是十分緩慢的，緩慢到肉眼很難察覺的速度。

Q12. 青春期如果出現生長痛該怎麼辦？還是可以繼續喝中藥嗎？

　　如果生長痛的情況劇烈，或伴隨有發育上的問題，例如身材矮小、身體肥胖、體型過瘦等，透過專業的中醫師把脈看診，可以依照孩子個別的體質狀況，適當地用藥加以調理，所使用的中藥材，是以強健脾胃、調補腎陰腎陽、理氣為主，適當加入溫經散寒，化瘀止痛的中藥，包括桂枝、丹參、川七等。也可以取三陰交、太谿、足三里、承山、陽陵泉等穴位，運用針灸、點按、敷貼等方法來疏通經絡氣血，以減緩生長痛，進一步促進生長與發育。

　　時下許多家長對於生長痛的認知不足，誤認生長痛是「轉大人」的病理現象，所以把生長痛當病來治，反而增加了孩子生長的負擔，或揠苗助長。其實，一般的生長痛是無需藥物治療的，疼痛隨著生長漸趨成熟，自然而然的就會消失，也不會留下什麼後遺症，家長是無需擔憂的。

　　不過，現代的孩子喜歡吃速食類、燒、烤、炸等高油高脂及刺激的食物，喜歡含糖飲料、冰品等，會損害青少年的脾胃健康，也會造成三餐沒胃口，或導致

便祕、腹瀉、肥胖、過瘦等症狀，加上過分喜歡三C產品，經常伏案久坐，長時間看電視、打電腦，缺乏戶外活動，以及課業的壓力……等等因素，使得身體氣血不通暢，會直接影響肌肉骨骼的正常發育，加重生長痛的發生，這是值得關注的。

生長痛如果伴隨有關節紅、關節腫、發燒、跛行等，可以用熱敷及伸展肢體來減輕疼痛，家人的寬慰及安撫也是需要的，必要的時候，尋求專業的協助，提供正確的醫療資訊，以免誤聽謠言或誤信了偏方，對孩子造成傷害，或損傷了金錢，都是得不償失的。

Q13. 四物湯到底該怎麼喝才正確？如果也喝轉骨湯會不會有影響？

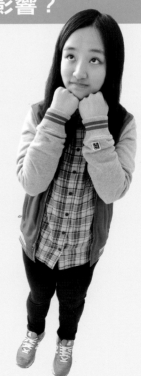

四物湯的組成藥方是當歸、川芎、熟地、白芍，作用是養肝補血。所以，只有「肝血不足」的人，才需要服用。肝血不足的人，會有頭眼昏花、四肢麻木、容易抽筋、面色萎黃、指甲色淡、月經量少、顏色淡紅、質地清稀水等症狀。

現代人喜歡油炸、燒烤、辛辣等重口味，復又口渴喜飲冰冷、高糖的飲料，導致燥熱體質，這一類體質的人，並不適合服用單純的四物湯。燥熱體質的人，月經容易提前，宜將熟地改為生地；月經有瘀血、血塊、血色較深的人，可將白芍改為赤芍；容易腹瀉的人，方中的白芍宜用炒白芍來健脾止瀉；痛經、有子宮肌瘤、子宮內膜異位、白帶多的人都不適合服用四物湯，但仍需視個人體質進行加減用藥。

Q14. 中將湯到底該怎麼喝才正確？如果也喝轉骨湯會不會有影響？

　　中將湯由芍藥、當歸、川芎、生地、桃仁、肉桂、川連、丹皮、甘草、生薑、香附、丁子、人參、蒼朮、茯苓、陳皮等藥組成。方中的川芎是用來養血、活血；生地是用來清熱、涼血；桃仁是用來化瘀活血、肉桂是用來溫經散寒；川連是用來燥濕、清熱解毒；丹皮用來輕熱涼血化瘀、甘草用來緩急、調和諸藥；生薑和中、補胃；香附用來理氣止痛、丁子用來健脾溫中；人參補脾益氣、蒼朮化濕濁；茯苓滲濕健脾、陳皮化濕行氣。治療月經提早、延遲、經色深、有瘀血、血塊、舌質偏淡、月經隱隱作痛、及更年期有口唇乾燥、手心煩熱、臉色潮紅、盜汗及內心抑鬱，因虛而化熱的人。

Q15. 可以中西醫一起進行嗎？會不會有所牴觸？

　　中醫的轉骨方對於成長中的孩子而言，比較偏重於一般體質，以及有腸胃問題、風寒所感、暑濕所侵、燥邪所傷，反覆沒有治癒所引起的慢性疾病，這些問題會使得孩子無法獲得全方位的成長。透過中藥調理臟腑、補養氣血，可以糾正這些氣血不調、寒熱侵襲引起的問題，使成長中的孩子順利長高、發育。

　　西醫的治療則偏重發育不良的孩子，著重在孩子發育不全的疾病治療，二者在功能上是很容易區分的。近年來卻因為生長激素遭到濫用，讓民眾誤以為生長

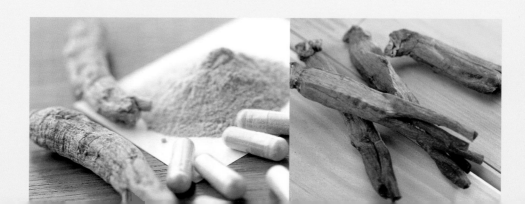

激素是孩子成長中普遍需要接受的藥物治療，實則不然，只有少數罹患發育不全疾病的小孩需要中醫、西醫聯手幫助。一般大多數的孩子，在轉大人的輔助上，只需要進階版的食療與藥膳的轉骨輔助就夠了。

Q16. 如果補充西醫的生長激素再喝轉骨湯能讓孩子的身材像大樹一樣高嗎？

就幫助孩子轉大人而言，只要找對了專業的醫療院所、調配適合個人體質狀況的配方，在適合服用轉骨方的時間點上，正確的加以服用，就能夠讓孩子的生長獲得正面的幫助，幫孩子打贏長高這一場勝仗。

但是，生長激素的主要功能作用，是促進骨骼及軟組織的生長，特別是用來治療侏儒症。所以，只有發育不良的小孩才有使用生長激素的需要，如果把施打生長激素變成一種常態治療，更有甚者蔚為一種潮流，可以説是藥物的一種誤用與濫用了。

Q17. 轉骨如果轉對了，轉好了，除了可以成功「轉大人」，還有其它好處嗎？

轉骨如果轉得好，除了可以讓男生長高、長壯，並為將來的健康、婚姻、生殖打好地基，讓青少年可以用一個成熟的身心去迎接未來。它同時也能針對幼年時期身體疾病與問題做一次總檢視、總清掃，根據孩子個別的體質來增減用藥。例如腸胃不好的人，接受轉骨第一件事就是調理腸胃功能，提升脾胃的消化吸收能力。有了良好的消化吸收能力，吃進去的食療才能夠被人體所利用。如果過去患有鼻過敏或氣喘，經過專業的辯證之後，可以把過敏的體質調整好；過去經常感冒的孩子，可以在轉骨藥材中加強補氣，增強孩子的免疫力；曾經遭遇跌打損傷或有內傷、鬱悶的孩子，可以加用疏經、活血、理氣的藥；對於一些過動、無法安靜下來好好唸書的孩子，可以除去身體的熱、加以安神治療。

Q18. 女生的月經如果不順暢，可以透過轉骨調整好嗎？

對月經不順暢的女生，有血塊、血色深或會疼痛，可以先了解是受寒呢？或是氣滯血瘀呢？辯證之後可以在轉骨的調理中，加入活血化瘀或溫經止痛的藥材。身體虛弱、月經遲來的、提前報到的，月經量太少、血色太淡的，可以在辯證後分別加入補脾、疏肝、補腎……等藥材來調理月經。所以，女生的月經如果不順暢，可以透過轉骨調整好。

Q19. 如果孩子還沒有接受轉骨的調理，身高就已經在班上排名第一，總是坐在最後一排了，那麼，還需要讓他接受轉骨的調理嗎？

轉骨的意義絕對不是只有長高而已，它的調理包括促進生長、幫助發育、改變不好的體質成為好的體質、強壯肌肉與骨骼、強健體格、性徵成熟、情志的調節、使身心轉為大人……等等。所以，轉骨的調理可以說是脫離少年時期的身心總體檢、身心問題的大掃除，無論孩子長得高不高，接受轉骨的輔助是必要的，可以讓孩子成長得更健康、更順暢、更卓越。

Q20. 「長智齒」和長高有什麼關係？

中醫最具權威的養生經典《黃帝內經》認為：「女子三七腎氣平均，故真牙生而長極」，「三七」就是21歲，「真牙」就是智齒。所以，女子21歲才會「長到盡頭」，到21歲的時候，腎氣開始推動人的生殖功能的發育，這是自然界造人的一個安排。當人自己成熟了以後，下一個任務就是繁衍後代了，也就是說，人體為了卯足全力繁衍後代，必須犧牲其它的生長。

換句話說，當腎氣盛了以後，生育功能就開始發揮了，當生育功能發展到一定程度以後，還有餘出的腎氣就會分配給身體的其他肢體、器官去促進它們生長、發育，這叫「平均」。平均的一個表現是「真牙生」，「真牙」就是指智齒，所以女孩子到了21歲，智齒就開始長了，這個時候個子也再也不長了。

《黃帝內經》並說：「丈夫三八，腎氣平均，筋骨勁強，故真牙生而長極」。「丈夫」就是指男子，「三八」就是24歲，「筋骨勁強」就是指筋骨旺盛到了極點，也就是筋骨長到了頂點。這才是中醫認為長高的最後期限。

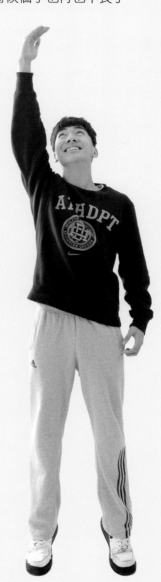

當然，也有的人智齒比《黃帝內經》所講的時間提早或延後，甚至有的人腎氣根本不足，一輩子都長不出智齒來。長不出智齒的人，因為腎氣不充，所以，過了黃金生長期，身高就不容易再長了。這樣的孩子可以從脈象中察覺的出來，所以及早透過中醫的辯證論治可以儘早防治。總之，《黃帝內經》所講的智齒生長時間，只是正常體質的人所統計出的一個平均值，實際必須以個人長出智齒的時間為準，一旦智齒長出來，無論提早或延後，身高就不會再長了。

Part 2

父母必看——
破解家中小朋友為什麼
比同齡小孩
矮小原因

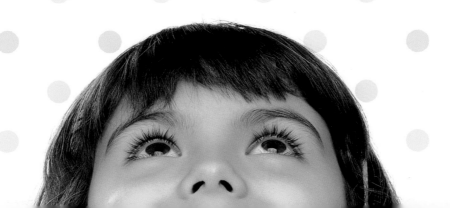

① 從「遺傳」的角度來看

因為遺傳的關係所以長不高？

　　影響孩子身材高矮最主要的決定因素是遺傳嗎？如果答案是肯定的，那麼，許多人想要透過後天努力讓孩子長得比自己還高，甚至可以高人一等的夢想不就破滅了嗎？

　　基因是無法打破的定律？遺傳是無法改變的事實嗎？如果遺傳是身高的決定因素，為何高挑的父母卻也生得出身高一般的孩子呢？

　　如果高挑的父母不代表一定就會有高挑的孩子，那麼，小個頭的父母也有機會生出高挑的下一代嗎？

　　相信許許多多的父母，在來不及獲得真正肯定的答案之前，就以不放棄的決心展開了各項努力，試圖打破先天的種種限制，為孩子的未來賭一賭，求個心安理得。本書真正的目的，就是透過這樣的腦力激盪，透過深入淺出的文字表達，為關心身高主題的家長、及想要長高的族群們，針對各種問題逐一抽絲剝繭，層層揭開事實的真象。

　　當具有專業權威的兒科醫師向世人宣告說：「身高180非夢事，不吃糖、運動、營養、早睡，發育中的孩子每天不只要一杯奶……」的時候，有許許多多的家長和孩子都提出了他們的質疑如下：

「可是我幾乎不喝牛奶，我長到190。」
「我不喝牛奶也長到175。」
「我吃糖，我國一就180了。」

「我小時候家境不好，常吃白飯配鹽，後來還吃廚餘果腹，有親人送來糖果就狂吃，結果我還是183。」

上述的回應是事實嗎？如果是事實，那麼，這些沒有接受過醫囑的孩子算是先天種性優良的基因囉！如果遺傳基因所能決定的，是鐵石一般無法改變的事實，那麼，為何兒科醫師要強調營養加運動的重要性呢？

我真正想傳達的是，身高跟遺傳有關，但如果父母倚仗孩子的先天條件，沒有在他成長的階段好好拉他一把，甚至在營養、運動上嚴重不足，或在睡眠、情緒上給予負面的打壓，那麼，再好的基因也有可能遭到埋沒。而先天不足，後天又失調的孩子，當然就會輸得更慘了。

所以，先天的優勢並不代表一定贏在起跑點上，而先天的不足，也可以透過後天的努力急起直追，獲得最終的勝利。這就是本書真正想要呈現的真諦！不僅是對基因不夠優良的孩子投遞愛的抱抱，更要表達一種積極的鼓勵，希望激發孩子們想要長高的強烈企圖心，共同打破先天遺傳的限制。相信這是一種比追逐手機品牌、電玩競技、比較流行服飾或追星風潮更有意義、也更酷炫的健康時尚！

現代醫學認為，父母對子女身高的遺傳機率各佔一半，遺傳對下一代身高影響的決定性高達八、九成。也就是說，孩子的身高很難衝出父母原有的骨骼框架，在普遍矮小的家族中，也很難有一枝獨秀、鶴立雞群般特殊身高的下一代。

雖說現代醫學對遺傳影響長高有此一定律，但實際的情況中，卻可以見到為數不少的個案，能推翻前面所說的這項定律。例如以販魚維生的夫妻，都沒有超過160公分，其所生的一對兒女，男的179公分，女孩169公分，而且家境小康，夫妻倆並沒有特別的經濟能力可以供給兒女額外的營養補品。

醫學界人士推斷是因為夫妻倆販魚維生，孩子的三餐以魚類為主食，在蛋白質及鈣質的補充上比一般家庭豐富。但也有學界人士認為，這是「基因突變」，更有醫學界人士提出機率的看法，也就是所謂的隔代遺傳。持這項看法的學者專家，就在這一雙兒女的外祖父身上找到佐證：妻子的父親身高正好是179公分。

　　事實證明，身高並不受單獨一種基因所支配，多數人同時擁有高大的遺傳基因，及矮小的遺傳基因，孩子長得高或矮，取決於機率的分配。從許多家庭的實際案例可知，往往同父同母所生的子女，在高度上產生明顯的差異，有的長得高大，有的長得矮小，尤有甚者，在一般高度的家庭中長出了身高猶如鶴立雞群般的特殊孩子，換言之，當遺傳以高的機率展現時，人就展現為高個子，當遺傳以矮的機率展現時，人就展現為矮個子。

　　案例經常可以見到一種情況：父母親分別有180及170公分左右，三個兒女卻只有160公分左右的案例。這類孩子成長的結果，讓他們的親友都跌破眼鏡。學界對這樣的案例特別有興趣，當深入追查個案的成長過程中，是否有阻礙長高的因素時，發現孩子的父母及祖父母均受日本教育，而且是醫師世家，孩子從小受到極嚴格的管教，而且被灌輸非台大醫學院不可的觀念，成長過程中更是斷絕孩子所有的娛樂與外務，正規教育及補習課程填滿整個成長過程，連學校的體育學習都縮減到最低，所以壓力的問題也被列為阻礙長高的重要考量，否則很難詮釋這類小孩讓人跌破眼鏡的高度成長「意外」。

　　既然承認了長高和「遺傳」的關係密不可分，又從實際個案中看到遺傳受到機率支配的不爭事實，那麼在孩子還沒有充分長成之前，是不是該有一套計算的公式，可以提供家長及所有關心孩子未來高度的預測標準呢？當然有的，「遺傳身高」就是醫界用來判斷成長身高的公式：

遺傳身高推測公式

男生的身高＝（父親的身高＋母親的身高＋12）÷2
女生的身高＝（父親的身高＋母親的身高－12）÷2

例如：
若父親的身高是170公分，母親的身高是160公分
則兒子的身高為：(170＋160＋12)÷2=171
　　女兒的身高為：(170＋160－12)÷2=159

因為**遺傳**的關係影響胸部發育

「我媽媽和阿姨的胸部都只有B罩杯，但是我妹妹卻有C罩杯，請問，到底胸部的發育和遺傳有沒有直接關係呢？我現在國中二年級，胸部也只有B，這樣，我還有希望提升嗎？」

在中醫的轉骨、豐胸門診中，有上述同樣疑問的年輕女孩真不少！針對這個問題，我們中醫會怎麼解讀呢？我們一起來看看。

基因對個人生長發育產生重大的影響，乳房也難以跳脫這樣的宿命。例如，乳房的結構中，有三分之一是乳腺組織，其它三分之二是脂肪組織。發達的胸肌是乳房發育最好的地基，強壯的胸肌能夠使乳房的脂肪組織更為突顯，使乳房在外觀上，除了豐滿，還有「挺拔」可言，上述這些優良的條件，和先天的遺傳有很直接的關係。

一個人胸部的形狀及大小，「母系」遺傳具有最大的主控權，尤其受到女性荷爾蒙的重大影響，而荷爾蒙又受到先天腦下垂體的基因支配。不過，幸好這種先天的基因操控只是「政策性」的主導，人可以透過種種後天「對策」性的介入來扭轉這種先天性的不平等，也就是所謂的「上有政策，下有對策」。

首先，我們應該要知道，女性的第二性徵：乳房，遺傳對它的大小有很大的決定權，包括乳腺組織是否暢通、脂肪數目的多寡、胸肌是否發達……等等，除非在成長過程中有重大的外力挫傷、疾病殘害、或足以導致肝鬱氣滯的嚴重精神損傷，女兒的乳房大小，只要看看母親和奶奶的乳房大小，就八九不離十了。所以，中醫的豐胸門診上，評估一個女孩透過後天的中藥、針灸調理之後，可能提升的彈性大小，會先了解一下患者的姊妹、母親與奶奶胸部的情況，最主要就是不敢不重視家族遺傳對胸部大小所產生的主導性。

　　也就是說，如果母親的胸部是比較扁平的，而家長對下一代的胸部成長也沒有特別的用心加以關注或改善，那麼女兒的胸部也很難有什麼突破性的發展。反之，如果母親的胸部是豐滿的，女兒除非特別偏食，或受到重大疾病的影響，否則女兒的胸部一般也會長得豐滿。就連乳房的形狀也會受到遺傳的影響，長得一致或神似。

　　雖然女性的乳房取決於母系遺傳，不過，父親乳房的基因性狀，對女兒也有遺傳性，只不過這種遺傳的展現力無法呈現，所以不構成影響。也就是說，男性雖然也帶有乳房發育的基因，但是人類（包括動物）的基因必須在條件具備的情況下才能夠展現出來。支配男性乳房的性狀，是腦下垂體對睪丸作用所產生的激素，而女性沒有睪丸，所以父親的乳房基因無法在女兒的乳房上展現，而支配女性乳房性狀的是腦下垂體對卵巢作用所產生的激素，所以母親的乳房基因有足夠條件在女兒的身上展現出來。

　　不過，乳房並非單一性的基因遺傳，而是多基因性的遺傳。也就是說，先天良好的遺傳基因，還必須在後天環境條件上好好配合，而不夠優質的遺傳，也可以透過後天環境的積極改善而獲得具體有效的突破。

　　例如：一個原本繼承了豐滿胸部良好遺傳的女性，如果在後天的生長環境中，沒有在正確的飲食及良好的健康上好好配合，反而在發育階段經常性地節食、或連續發生許多足以影響胸部成長的疾病，就會使得原本良好的遺傳大打折扣，而無法如原本所預期的一樣，發揮來自母親的優良遺傳。

　　無論是為了維護良好的遺傳基因，或是為了改變乳房先天不夠完美的性狀或形態，我們都應該好好地了解一下遺傳對乳房的成長到底掌握了什麼先機，才能知己知彼，百戰百勝，一則讓優質基因充分展現，二則扭轉不良的基因干擾，才能夠突破遺傳的限制，跳脫基因的掌控。

從「營養」的角度來看

因為營養的關係所以長不高？

　　轉骨時期的孩子無論生長與代謝的速度都會明顯加快，這個時期，正確地選擇食物並攝取充足的營養，對孩子的成長具有關鍵性和決定性的影響。過去農村社會的祖輩們，受限於物質貧乏，成長條件不如現代優越，這一個時期的青少年，在充裕的物資條件之下，面對琳琅滿目的食物，更應該謹慎選擇，才不會選擇了一些高熱量、高油脂、高糖份，卻足以殘害健康與成長的食物。

　　轉骨蘊釀期及轉骨黃金期的孩子所需要的營養中，熱量雖然是十分重要的，但是現今的孩子喜歡的飲食偏向高熱量、高油脂，所以食物的選擇反而應該減少熱量。女生每天的熱量攝取不宜超過2500卡，男生不宜超過2900卡，熱量攝取過低不足以供應成長所需，過高則容易引起肥胖，對轉骨增高反而不利。

　　其中，醣類的攝取只適合佔每日總熱量的二分之一，也就是百分之五十；脂肪的攝取約佔總熱量的百分之三十即可，蛋白質的攝取約佔百分之二十，形成5：3：2的黃金比例。

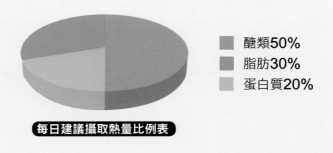

醣類50%
脂肪30%
蛋白質20%

每日建議攝取熱量比例表

　　雖然對青少年蛋白質的建議攝取量只佔每日總熱量的百分之二十，但它卻是主宰人體長高最重要的營養素。蛋白質可以分解成多種胺基酸，它可以構成並修復肌肉和骨骼，蛋白質一旦缺乏，就會使發育緩慢，甚至造成骨骼和肌肉的萎縮。蛋白質還可促進脂肪的代謝，避免肥胖發生。

　　許多家長都知道，想讓孩子長高，並擁有強壯的骨骼，必須為他們多多補充鈣質。但是，現代的研究已經證實，鈣質只能充填骨骼，使它變得堅硬，對於長高，鈣質只能作為一種輔助的養料。真正能夠促進長高的營養素，是胺基酸才對！特別是胺基酸中有一種精胺酸，這種營養物質經過現代研究，發現它能夠鼓舞人體分泌生長激素，直接作用於生長板，促進人體增高。而精胺酸就是胺基酸的一種，它們都是由蛋白質分解出來的。

　　那麼，為了攝取到足夠的蛋白質和鈣質，轉骨期的孩子需要補充什麼保健食品嗎？其實，成長中的孩子只要飲食正常，營養均衡，直接從食物中獲取的天然營養素就足夠了，並不需要額外補充保健食品。年輕的孩子也無需補充鈣片，避免過多的鈣質引起尿鈣，造成泌尿道的結石，真是得不償失。

　　想補充蛋白質和鈣質，牛奶和起司就是很好的天然食材。如果家中的孩子有乳糖不適症，喝了牛奶容易拉肚子，其實無妨。還有更多具有優質蛋白質及鈣質的天然食物，能夠激勵生長激素分泌精胺酸。蛋白質和鈣質含量最高的排名前十強食物，依序是：南瓜子、花生、葵瓜子、黑豆、白芝麻、生的松子、黃豆、黑芝麻、小麥胚芽及生腰果。所以，想補充蛋白質和鈣質，特別是能夠幫助長高的精胺酸，含量最高的食物並非牛奶和雞蛋，而是上述堅果類食物。

蛋白質＆鈣質含量最高的排名前十強食物

1. 南瓜子	6. 生的松子
2. 花生	7. 黃豆
3. 葵瓜子	8. 黑芝麻
4. 黑豆	9. 小麥胚芽
5. 白芝麻	10. 生腰果

從「荷爾蒙」的角度來看

因為荷爾蒙的關係所以長不高？

　　人體的內分泌系統是由各式各樣的腺體所組成，不同的腺體負責製造不同功用的荷爾蒙。其中，與孩子的成長關係最密切的荷爾蒙，首推就是生長激素了！它是由腦下垂體所分泌，而腦下垂體又受到下視丘的調控，雙方是一種循環式的協作關係。現在就讓我們一起來認識它！

　　現代研究已經證實，生長激素是促進人體生長不可缺少的重要荷爾蒙。它能促進骨骼生長，使人體長高。它的影響力，除了高度的提升，還包括強壯骨骼、增強骨質密度、提升肌肉質量等等。同時，它與肌肉的彈性、心臟的收縮力、心肌細胞的活力、活絡肺部組織循環，及人體細胞的再生與修復等等，都是息息相關的。

　　另一方面，現代人普遍重視的肥胖問題，也與它有很大的關連。青春時期，人體的生長激素分泌旺盛，成長迅速，所以中醫稱這個人體發育的重要時期為「贊育期」，也就是轉骨期。

　　生長激素在轉骨期的分泌達到最高潮，到了20歲至21歲之間，大約每隔十年，以百分之十四至十五的速率減少分泌。大約60歲左右，人體的生長激素分泌只剩下青春時期的二分之一，以後更是隨著年齡的增長而遞減。這正是中、老年人的代謝變得極為緩慢、容易造成肥胖的重要因素，與生長激素的分泌大量減少有密切的關係。

　　就生長激素的分泌而言，腦下垂體可以說是人體最稱職的員工，它幾乎全年無休，二十四小時執勤。也就是說，腦下垂體是二十四小時都在分泌生長激素，

並不斷的將激素滲入血液中，不過，一整個白天的生長激素產量極低，不足以支應成長所需；大量的生長激素，必須依賴人體在夜晚熟睡的狀態之下才能產生。

所以，青春期的孩子想要獲得最好的成長發育，最好在晚上十一點以前就寢，晚上十一點到隔日凌晨三點之間，能夠進入熟睡狀況的人，能夠贏得生長激素分泌的最高劑量。

對發育有幫助的黃金睡眠時間

晚上11點～凌晨3點，
這個時間進入熟睡對長高最有幫助！

現代的研究與中醫的生理時鐘「肝經」與「膽經」休養生息及排毒的時間不謀而合，也與褪黑激素分泌旺盛的時間一致。最新的研究也證實，生長激素雖然是由腦下垂體所分泌，卻必須在肝臟機能健全的作用之下，才能製造產生。

在上述這段時間，能夠放下所有煩惱、放鬆身體、夢囈少並獲得深層睡眠的人，生長激素與褪黑激素的分泌最為強旺，人體的免疫力及生長力迅速提高，身體的各種機能也能夠獲得最好的修復與成長，有了充足的生長激素，也才能激發旺盛的生長力。

然而時下的青少年受到3C產品的吸引及影視聲光的誘惑，加上考試的壓力，睡眠的時間越來越晚，這對青少年的身心發育及成長是很不利的。所以，在正確的時間就寢，獲得充分的睡眠，以提高生長激素的分泌，是長高的重要條件。

另一方面，想要長高的孩子，不宜過早食用或食用過多容易促使性早熟的食物。 以木瓜為例，木瓜與青木瓜的營養成份大致相同，但未成熟的青木瓜所含的木瓜酶更高，對乳腺發育很有助益，青木瓜酵素中所含的豐胸激素也更為豐富，

能增進荷爾蒙的分泌，鼓舞卵巢分泌雌激素，並暢通乳腺。為了避免造成性早熟，反而使身高長不高，轉骨蘊釀期只適合適度的食用成熟的木瓜，以促進腸胃的健康，但不宜食用青木瓜。

　　現代研究也發現，含有植物性雌激素的中藥材，例如山藥及當歸，和青木瓜一樣，都必須等到轉骨的黃金期，當身高成長到一定程度的階段，才能夠適量的食用。以山藥來說，中醫拿來健脾補腎，現代研究更證實山藥所含的「薯蕷皂」，能促進荷爾蒙的分泌，食用後能產生與黃體素相似的作用，所以，過早食用，對青少年的發育與成長等於揠苗助長，使性過早成熟，反而不利長高。

　　此外，現代的青少年容易攝食高熱量、高油脂、高糖份的食物而導致肥胖，阻礙生長激素的分泌，也會使正在成長中的孩子對成長激素的靈敏反應變差，這些都會對成長產生負面的影響，值得家長及孩子們注意。

　　一些原本身高趕不上同年齡層的孩子，在經過轉骨蘊釀期的脾胃照顧，及轉骨黃金期的催發助長，都能夠獲得充分的營養，並能正常的分泌生長激素，讓身高及各項發育迎頭趕上，只有極少數生長遲緩，腦下垂體無法分泌生長激素以支應成長所需的孩子，才需要生長激素的治療。

　　生長激素分泌不足，還會伴隨有形體肥胖、精神不活躍、體能不足等症狀，在體形上也會明顯比同齡的孩子矮一截，在外形上是容易辨別出來的，這些孩子通常是受到先天遺傳式疾病的影響，一般情緒正常、飲食均衡及睡眠充足的孩子，很少會有生長激素不足的問題，所以多數的孩子不需要注射生長激素。

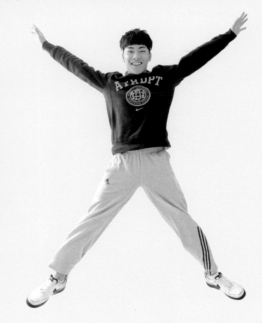

因為荷爾蒙的關係影響胸部發育

「為什麼女生進入青春期的時候乳房會成長，男生卻不會？」

沒錯，這個問題的答案就是荷爾蒙！我們現在就一起來看看荷爾蒙對胸部發育的影響。

女性進入青春發育期，促性腺激素釋放素（GnRH）變得十分活躍，會催促腦下垂體合成促性腺激素FSH和LH，當促性腺激素開始分泌，則會激發卵巢合成雌激素與黃體素，其中，最重要的荷爾蒙，正是雌激素，它能對乳房發育產生刺激作用，並促使脂肪集中積聚在胸部。所以，雌激素也可以說是胸部長大最關鍵的荷爾蒙。

談到乳管的形成、乳小葉的生長、腺泡的分化等，則是雌激素、睪固酮、催產素及生長激素等等內分泌的共同協作，同時增進乳管週邊的結締組織。乳房的發育，就在脂肪不斷堆積增長、血管不斷增生的情況下，逐漸發育成熟。

為什麼到了青春期，女性的乳房會繼續發育成長，而男性的乳房發育則不如女性呢？這是因為男性體內具有能夠干擾、阻止乳房發育的雄性激素。所以，成長發育的乳房使得男女大不相同，乳房也因而成為女性的第二性徵。

在雌激素的作用下，女性的乳腺組織及脂肪組織逐漸發育成熟，西醫認為大約是在21歲，本書則力主是在智齒長出之前，乳房的體積及大小形態，還包括脂肪的密度等等，已經具有一定程度的穩固性，除非發生重大的疾病、精神壓力、或刻意節食、減重，否則乳房不會有太大的形態變化。

　　雌激素包括了雌酮、雌二醇及雌三醇，其中，雌二醇的重要性更賽過雌酮及雌三醇，雌二醇所產生的荷爾蒙效力，高達雌三醇的八十倍，成為女性最重要的一種激素。

　　雌激素的分泌來源，首要是卵巢，少部分則是肝、腎上腺皮質及乳房，在腦下垂體的協調作用下，卵巢合成並分泌雌激素，激勵乳房的發育，促使脂肪集中積累在胸部，其間，泌乳素、生長激素及胰島素等微量元素也開啟或參與了乳腺的發育，孕激素的作用則在促進腺泡結構及乳腺小葉生成，共同幫助乳房發育成熟，但是，如果沒有雌激素擔任主帥的角色，上述其它內分泌也無法獨立作用，所以雌激素仍然堪稱乳房發育的主宰者。

　　一般可將乳房的發育區分為五個歷程，其中第一階段（第一期）是在十歲之前，也就是青春期尚未到來的階段，此時尚未見到乳房的任何發育。第二個歷程（第二期），也是乳房的首發期，能見到乳頭下有乳胚初長，呈小圓丘狀，只有些微的隆起，也可見逐漸加大發顏色加深的乳暈，此時，乳頭的色澤也隨著乳暈開始變色，長出初蕾的小女生，會有乳房的疼痛感，這種痛感的大小，將會因人而異。

　　當發育進入第三個歷程（第三期），乳房的外觀將會有比較明顯的變化。隨著脂肪組織的累積充填，乳房的外圓加大，乳暈向外挺出，乳頭則更為突顯。到了第四個歷程，脂肪組織快速增長，乳房更為柔軟堅挺，乳頭與乳暈已經形成了一個外山頭。在第四個歷程中，脂肪組織更為膨大，乳房也更為圓熟，就在脂肪組織不斷累積擴充的情況下，乳暈已經不再是個獨立的小山頭，從外觀上，早與整個乳房連成一氣，在昂揚的乳頭之下，一個成人的乳房已經完全成熟。

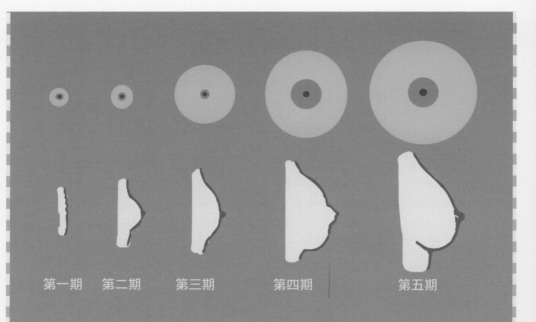

第一期　第二期　　第三期　　　第四期　　　　　第五期

第一期：十歲前，青春期未到來時
第二期：乳房的首發期，乳房些微隆起
第三期：乳房出現外觀明顯變化
第四期：成人乳房完全成熟

　　正因為雌激素等等荷爾蒙對女性乳房的發育與成長至為重要，所以一旦營養不足，或受到疾病、藥物的控制與傷害，使得荷爾蒙無法正常合成與分泌，將會直接影響胸部的發育。足以干擾荷爾蒙分泌的有關疾病與藥物，將在下一個部分中說明。

從「慢性疾病」的角度來看

因為慢性疾病的關係所以長不高？

「聽說慢性疾病會影響身高，我的孩子莫非生病了嗎？否則為什麼他成長的比同年齡的孩子慢呢？」

小皓的媽媽很擔心孩子的身高就這樣不長了，看孩子平常的飲食狀況，吃得並不比別人少啊！難道有什麼看不見的疾病或問題嗎？

其實，並非身材比較矮小，就代表孩子有問題，評估成長中的孩子有沒有趕上應有的長高進度，這是有訣竅的。首先，只能和同一性別、同一年齡的孩子比。若身高低於第三百分位（「百分位」是指在一百個人當中，從最矮小到最高大加以排列，位居中央的就叫第五十百分位，屬中等身材），那麼，家長就要特別注意了。

在干擾長高的各種疾病因素中，有的可以追溯到出生的過程中，有的慢性疾病發生的時間更早，是在胎兒時期就已經落下了病根。更多的慢性病是在成長過程中，由於受到中醫所謂「風、寒、暑、濕、燥、火」等六種病因而逐步形成的，而無論這些影響身高的疾病是在胚胎期、生產期或經年累月積累所產生，都脫離不了原生家庭來自家長的遺傳因素，和父母基因所展現的健康狀況可以說是大致吻合的。這些來自先天遺傳因素及後天發展所導致的疾病，包括身體、心靈兩種，約可分類如下：

一、先天體質因素引起的生長遲緩：

這一類的孩子青春期往往來得比一般同年齡的孩子慢，以男孩子來說，正常情況下，轉骨增高的黃金期可以延伸到16歲，生長遲緩的男孩，轉骨增高的黃金

期可以展延到 **17**、**18** 歲之後，經過後來的急起直追，這類孩子的身高最終可以趕上同齡的孩子。

二、染色體方面異常所引起的成長遲緩：

這一類孩子與眾不同的地方，除了身高增長的速度比同齡的孩子緩慢外，經常還伴隨有明顯的疾病特徵。例如染色體異常所引起的透納氏症，合併有特殊臉型、乳頭間距大、盾狀胸，外型壯粗、蹼狀頸……等，其身材矮小的情況在外觀上明顯可辨，另外，像唐氏症等，在外觀上有顏面扁平、鼻樑塌陷、短頸、張口吐舌等特徵，四肢短小更是明顯可辨的。

三、因腦下垂體等內分泌失調所引起的疾病：

包括腦下垂體、腎上腺、性腺、胰臟、甲狀腺、副甲狀腺等，都屬於人體的內分泌系統。它們分佈於體內各個部位，這些腺體彼此調節、相互關連，並互為作用，使身體各個器官的功能產生協調的運作，一旦內分泌失調，身體就會出問題，例如甲狀腺功能亢進或低下、性腺功能不足或性早熟、生長激素缺乏……等。例如甲狀腺機能亢進患者，會有凸眼、脖子粗、頭髮稀疏或脫落、食慾大增而消瘦等明顯病徵。

四、慢性全身性疾病：

慢性活動性肝炎、發炎性腸道疾病、肝病、甲狀腺疾病、自體免疫性疾病、發紺性心臟病、營養缺乏症、貧血、膽管先天性閉塞……等慢性全身性疾病。

五、代謝產物無法分解或合成所引發的代謝異常疾病：

異常的代謝物質長年屯積在人體，會對體內的神經系統產生嚴重的毒害，引發遺傳性貧血、楓糖尿症、半乳糖血症、苯酮尿症、高胱胺酸尿症、先天性甲狀腺低能症、蠶豆症、先天性腎上腺增生症……等疾病，代謝異常疾病會引起生長遲緩，更嚴重的還會導致智能障礙。這種疾病可能是因為基因突變引起某種酵素缺乏，導致代謝產物無法分解或合成。

從「藥物」的角度來看

因為藥物的關係所以長不高？

　　「原來吃藥也會長不高？」這是有可能的！有些民眾自己充當半個醫生，買便宜的藥給孩子吃，結果病沒醫好先不說，反而對孩子造成不好的影響。我們現在就一起來看看吃藥與長不高的關係。

　　在藥物引起的發育遲緩方面，一些像類固醇之類的藥物、或一些治療過動兒的藥物，乃至一些國家地區因為用藥知識不足而發生的額外用藥、過度給藥、錯誤用藥等，無論是大量的給予、長時間的提供、或藉由靜脈注射方式進入孩子的身體體，也會暫時或長期的干擾營養攝取與吸收，影響成長。這種干擾與影響，在孩子身上所產生最直接明顯的問題，就是身高不足，甚至進一步發展為智能不足。

　　總而言之，孩子的成長對家長來說，應該是一生中最值得關注與用心的大事之一，孩子能夠健康的成長，更是父母最珍貴的禮物，如果孩子到了青春轉骨期前後，也就是本書所說的「轉骨前期」與「黃金期」，每年必須至少長高5、6公分或更多，父母才能放心，一旦孩子每年的身高成長不及4、5公分，父母就應該要特別加以關注，必要時向醫療相關院所尋求專業的協助，才不會延誤孩子的疾病治療與成長。

　　當孩子的成長明顯落後，或發現疾病、或育養發現問題時，必要的情況下，可以在醫師的建議之下，透過照骨齡（左手X光）來了解骨骼生長板的生長進度及成熟度，也可以透過驗血、甲狀腺，鉀離子、尿液、染色體（女生）等檢驗，進一步了解孩子的在成長中可能遇到的問題。

在日常生活中，建議每三個月至半年期間，定期、或不定期的為孩子量一量身高體重，積極的掌握孩子的生長進度，適時的發現問題，才不至於在狀況之外，與孩子的成長產生了疏離。一旦發現生長上的異常，也好儘早治療與糾正，以免造成父母和孩子終生的憾事。

特別收錄！

因為藥物的關係影響胸部發育

藥物不只會影響到身高的發育，也會對女孩們的胸部發育造成影響！這是為什麼呢？以下舉出兩種例子，警惕愛美的女孩們在吃藥前先三思。

1.荷爾蒙藥物的誤用：

有一些愛美的女性聽說服用含有荷爾蒙的避孕藥，能讓膚質變得更為光滑細致，也能夠讓胸部增長。雖然這種荷爾蒙藥物在服用的初期確實能夠達到一定程度的效果，但是這種能夠讓女性皮膚暫時變柔軟、使乳房增大的女性荷爾蒙，最主要就是雌激素所產生的療效。一旦服用成癮，女性往往難以自拔，捨不得戒除用藥，因為它會帶來症述誘人的療效。長時間服用的結果，會使人體的內分泌系統受到阻礙，無法正常分泌激素，或甚而引發內分泌失調的問題，嚴重的還會影響正常的月經，使週期紊亂。一旦停藥，胸部自然縮水，或在形態上有所改變，這些都是得不償失的，女性們不可不慎。

2.減肥藥物的濫用：

胸部絕大多數是由脂肪組織所構成，青春期不當服用減肥藥物，不但支持青春期發育的寶貴氣血營養（例如蛋白質與脂肪）流失，還會代謝、消耗到胸部的脂肪組織，使乳房縮水。所以，減肥藥不只造成身體的消瘦，它同時也是乳房成長發育的殺手，青春期的女孩千萬不要胡亂服用減重藥。

從「情緒」、「壓力」與「睡眠」的角度來看

因為情緒、壓力與睡眠的關係所以長不高？

生長環境、成長背景對一個人的影響往往長達一生，父母親對孩子的教育態度，以及家庭的氣氛也足以影響孩子的人生觀，現在，醫界更明白指出，家庭的整體「情緒」足以影響孩子的身心健康，而孩子的身心健康足以影響他的成長。這種成長不只表現在身體的健康，還影響孩子是否能夠發揮先天優勢充分長高！連性徵的成熟度，都與情緒密切相關。

影響個人高度的因素，除了先天的遺傳、後天的營養與疾病，也包含是否適當運動、睡眠是否充足等等。但阻礙長高的最後一根重要樑柱，也是最容易被忽略的，就是情緒的問題。影響孩子情緒問題很重要的幾個關鍵，根據心理學家的研究統計，包括家庭中父母的關係是否良好、親人之間的互動是否和諧密切、家庭的氣氛是否溫暖、家庭結構是否堅固、家庭的經濟是否安穩、家長管教態度的鬆緊與寬嚴等等。

由於科技的進步及物質生活水準的提高，人與人之間的互動方式選擇變的多元而複雜，情感的維繫反而更不容易，男女之間的交往有速食化的趨勢，使婚姻的維護更為困難，家庭結構也因為倫常觀念降低而受到很大的改變。而家庭結構與家庭經濟是否穩定，成為孩子成長過程中身心健康的重要關鍵。父母之間相處的和諧度，直接影響家庭生活的氣氛，而父母的溝通默契，也決定著家庭教育的態度。

　　長年生活在負面的家庭氣氛中，情緒狀況不佳，足以成為孩子成長的絆腳石。也就是說，心情始終不暢快，心理壓力大的孩子，會直接影響食慾，並阻礙吸收能力，或造成腸胃的功能紊亂，也有的小孩會因為情緒因素而使得免疫力變差，甚至有失眠、驚悸等狀況，負面的情緒使得抵抗力下降、荷爾蒙、內分泌失去平衡，生長激素分泌下降，使孩子長高的速度變得緩慢，甚至抑制了身高的發展。

　　青少年轉大人的階段，其實也是升學考試的重要時期。同儕之間課業的角逐、面對前途的壓力，及父母望子成龍的期望，都是成長的孩子心目中的重要考驗。這個階段的孩子，如果遇到可以彼此鼓勵、互吐心聲的同學，以及開明樂觀的家長，可以減輕心理積壓的困擾，減少課業等情緒壓力。但是既無知心同儕、又無家庭溫暖的小孩，身心壓力無法獲得適當的排解，睡不穩、吃不安，就容易阻礙生長，原本不錯的成長基因，也會受到打壓，使應該發展的身高無法充分發展。

　　更有許多平日十分忙碌的家長，只有在用餐時間能夠見到孩子，遂把用餐時間用來作為管教時機，時常把進食中的孩子弄得一把眼淚一把鼻涕，其實這是一種錯誤的時間運用。在用餐時間管教孩子，細數孩子的過失，不但無法收到正面的效果，達到管教的目的，還會適得其反，因為負面的情緒會直接干擾腸胃的功能，使營養無法獲得吸收，甚至產生便祕或腹瀉等症狀，對孩子的成長極為不利。

　　心理學家研究指出，一些原本生活環境不佳、家庭極度不和諧、甚至出身暴力家庭的孩子，因為低落的情緒及負面的壓力影響，而導致生長緩慢。分析這些孩子的的生長激素，都有分泌率過低的問題，一旦把他們送往條件優良、喜歡孩子並願意收養的家庭中，開始全新的生活，大約半年的時間，這些孩子的生長激素分泌就能夠恢復正常，長高的速度也會加快。

　　長時間的負面情緒，對一個成長中的孩子而言，影響所及，不只是身高無法充分提升的問題，還包括男女的性徵無法在正確的年齡健康成熟地展現。所謂性徵無法健康發展，包括青春期發育遲緩，及性早熟兩種可能。

　　性早熟是指女孩的第二性徵太早到來，在八歲以前提早展現，包括陰部長出了陰毛、流出分泌物、胸部開始發育……等等，以及月經提早在十歲以前來就報

到。由於人體的骨骼與性徵的發育是齊頭並進的，月經一旦來了，身高的成長速度就會遲緩下來，性徵一旦成熟不再發育了，生長板也就提早癒合了，身高想要衝破一百五十公分的關卡是很困難的。在這一方面，家長如果能夠及早發現，可以讓孩子接受延緩發育的治療。

另一方面，病理上的發育遲緩，醫界認為可能與下丘腦控管卵巢失衡有關，使雌激素的分泌不足，而這種失衡的問題，與遺傳、疾病、藥物、營養及心理問題有密切的關係，其中心理的問題，包括精神上的刺激、心理的創痛、嚴重的挫折……等等。

在美國，一名叫作丹尼兒‧派斯的兒童心理學者與其研究者夥伴對700名九歲至十八歲的青少女進行追蹤，前後持續長達九年，發現這些女孩當中，個性容易緊張、情緒容易焦慮、容易產生壓力及負面情緒的個案，比思考正向，容易快樂、容易滿足的女孩，平均矮五至六公分。

這項追蹤研究，正好與美國一項文獻報告的成果不謀而合。報告指出，有超過百分之五的美國女孩，在兒童、少年時期，受到緊張、焦慮等負面情緒的影響，無法順利長高，但沒有在可以長高的重要時期獲得支援。使她們感覺煩惱痛苦的事，包括家庭經濟狀況很差，與朋友、同學之間的相處有障礙，父母漠不關心、動輒打罵，無法像別人一樣正常學習等等。

所以，在孩子的成長階段，家長應盡力以循循善誘代替動輒打罵式的管教，應多以鼓勵代替責備。家長也應保持情緒的穩定，父母之間的互動應避免暴力與爭吵，因為家庭的整體氣氛足以影響孩子的身心發展。孩子的心理是否健康，不但主宰他的身心是否平衡、學習是否用心、學業是否精進，還包括他的人際關係是否和諧、將來他對待下一代的方式是否正面積極等等。

總之，為了社會未來的主人翁，上述的課題是值得共同關注的，要保障下一代的身心健全，除了均衡的飲食與充分的運動，適時的言語寬慰、情緒疏導，及和諧愉快的家庭活動，是消弭個人負面情緒的良藥，對孩子的成長更有決定性的影響，千萬別讓家長的爭吵或冷戰壓垮了孩子的成長。

因為**情緒、壓力與睡眠**的關係影響胸部發育

「唉唷！同樣是媽媽生的，為什麼姊姊有 D 罩杯，我卻勉強只有 B 罩杯呢？」小羚從 16 歲抱怨到 18 歲，看著自己略平的胸部，連 B 罩杯都填不滿，平常穿衣服還要加上襯墊，心裡感到很不平衡。平常就很愛對家人使性子、生悶氣，甚至一鬧起脾氣來就不吃飯的她，一想起自己和姊姊的差別，心中又更懊惱了。

像小羚這樣的例子，在診所的轉骨、豐胸門診中相當多。從小羚媽媽的口中，知道小羚愛發脾氣、愛生悶氣，其實，包括情緒不好、壓力很大、生活緊張、還有更嚴重的負面情緒，例如暴怒、大發雷霆，都會導致中醫所謂的「肝鬱氣滯」這種病證。它的影響所及，例如「胸悶氣結」、「食慾不佳」，都會直接影響乳房的發育與生長。

通過胸部的人體經脈中，和乳房大小的關係最密切的，主要是肝經和胃經。其中，乳頭和乳腺是肝經氣血循環所通過的部位，一個人如果喜歡發脾氣、動不動就沮喪、煩躁、遇到不如意的事情就會鬱卒很久，就會導致中醫所謂的「肝鬱」。所謂肝主疏泄，肝氣是需要疏散、宣泄的，經常憂鬱、發怒，會使人的肝氣通行不順暢，使氣血營養無法輸送至胸部，不但會造成乳腺發育不良，脂肪組織無法填充乳房，而且胸部也自然無法豐滿發育。所以，只有在乳腺暢通的情況下，乳房才能獲得足夠的氣血滋養。

另一方面，人的乳房屬於胃經，也就是胃經的經脈循行通過乳房。憂鬱悲傷的情緒除了會直接影響食慾、干擾食物的消化吸收，還會阻礙胃經的氣血運行、影響營養濡養乳房，這些都是胸部發育的殺手。

中醫認為，「肝」這條經脈，透過通暢的氣血循環等氣機，具有保持人體氣脈、血管疏暢通達的功用。透過這樣的作用，人的內分泌才能夠正常、情感與理智才能夠平衡，生活作息、睡眠、飲食及代謝才能夠保持正確的運作，這些，都是「肝主疏泄」的功能在健全發揮的情況下才能夠確立的。

每天晚上11點鐘，一直到隔日凌晨1點鐘，是肝經需要充足睡眠才能夠修復的時間。凌晨1點到3點，則是需要熟睡才能讓膽經充電、確保膽汁分泌的重要休養時刻。如果人體在這些時間無法獲得充分的睡眠，影響所及，就不只是胸部無法成長發育、或胸部縮水的問題而已，而是整個人體的內分泌、荷爾蒙都會失調。

所以，正值青春發育期的女孩要注意了：過去，不明瞭生氣、鬱悶對成長所造成的不良影響也就罷了，一旦明白了這些道理、掌握了這些有關人體的知識，就應該學會培養正面的情緒。無論是功課壓力、家庭問題、感情因素所引起的負面情緒，都不要讓它主導了生活、阻礙了身體健康。要懂得運用種種方法，包括音樂、電影、社群、交友、沐浴、旅遊、寫日記……等等，讓情緒獲得良好的宣泄與疏導，才不會使胸部發育變成「負」成長，乃至整個身體變成「零」成長。

Part 3

父母必看──
男生女生大不同的
轉骨增高
逆轉操

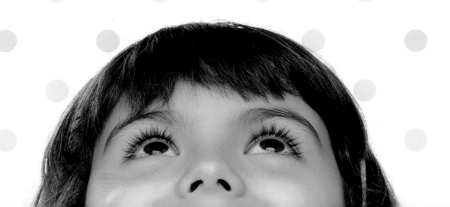

男生們就這樣做！
長高絕不落人後！

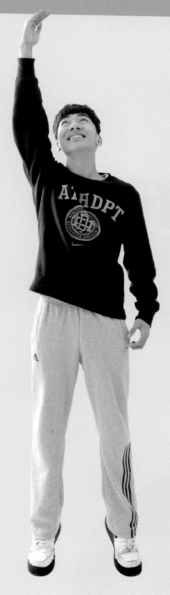

男生長高的關鍵是什麼？

《登大人轉骨增高逆轉操》其實就是藏傳佛教的「皈依大禮拜」，是密法中最初階也最重要週延的人體功學。在全世界各地，已經有無數的青少年，在長輩的指導下，把大禮拜當作一種定課。他們雖然不解大禮拜的中醫原理與經絡關聯，卻奇蹟式地長高了，比父母親、祖父母長得更高大。

日後，家族中的人甚至發現，平日勤做大禮拜的青少年，比疏於做大禮拜的其它兄弟姊妹長得高、筋骨更強健、身體也比較少出現疾病與疼痛。筆者也是因為家庭信仰的關係，自小對跪拜特別感興趣，而能夠長得比家族中任何人都高大，成為家族中身高的奇蹟。

日後進入中醫的研究領域，情有獨鍾的對大禮拜的氣功原理深入探祕，在捷徑出版社的熱心催生下，才有了這本《轉骨增高逆轉操》的誕生。這個章節正是以中醫的角度來探討大禮拜對身體經絡氣脈、筋骨膜絡、臟腑氣血所產生的影響，當然，最重要的是剖析說明《轉骨增高逆轉操》對長高長壯的實質功效。

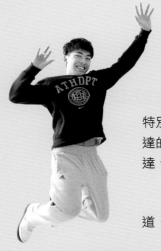

《藥師經》中說，人體一共有七萬二千條經脈。中醫特別強調的十二條經脈，稱作「正經」。它是人體四通八達的氣血通路的「主幹道」，用來溝通、聯絡、轉運、佈達、傳輸、導入體內各種系統。

根據《黃帝內經》的記載，這十二條人體氣血的主幹道，平日在身體健康的情況下，都有一定的運行方向：

❶ 手上三條屬陰的經脈（手三陰經，包括手太陰肺經、手厥陰心包經、手少陰心經）都是由內臟走到手的部位。

❷ 手上三條屬陽的經脈（手三陽經包括手陽明大腸經、手少陽三焦經、手太陽小腸經）都是從手走到頭部。

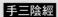

手三陰經　　　　　　　　　　　　　　**手三陽經**

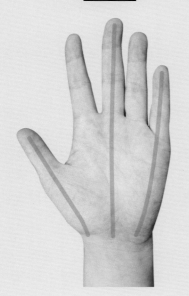
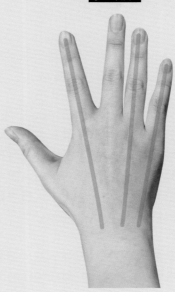

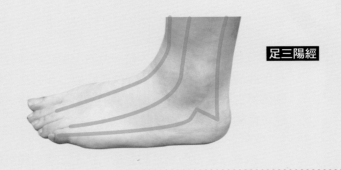

足三陽經

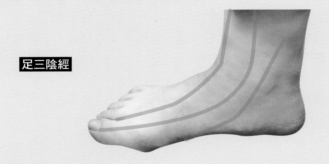

足三陰經

❸ 腳下三條屬陽的經脈（足三陽經包括足陽明胃經、足少陽膽經、足太陽膀胱經），都是從頭走到腳的部位。

❹ 腳下三條屬陰的經脈（足三陰經包括足太陰脾經、足厥陰肝經、足少陰腎經），都是從腳走到腹部。

所以，溝通人體的十二條經脈最終都是走進了五臟六腑，而十二條經脈有的從四肢開始延伸，有的最終走到了四肢，這正是《登大人轉骨增高逆轉操》活用四肢的關鍵所在，唯有從四肢開展延伸，以及運動活絡四肢的操法，才能夠真正的補養人體的五臟六腑，暢通人體全身的氣血，也才能充填四肢百骸所需要的營養，強壯骨骼筋肉，當然，人體想要長高長壯，從四肢著手，引動身體各個部位，正是強筋壯骨的最佳方法。

藏傳佛教大禮拜的動作，是一個看似簡單，卻隱含大學問的全身運動，就養生而言，人體利用四肢反覆蹼伏在地面上的動作，能夠促進經脈的氣血循環，激

勵細胞，在經絡的傳導、協調作用下，能夠活化人體組織，刺激受阻的穴位，暢通氣徑，疏通血管，長養經脈所絡屬的臟腑器官，促進全身十二條經脈的循環，加強人體的新陳代謝。

就治病而言，人體如果曾經遭受外力的撞擊，或同一個姿勢過度用力牽拉，使得肌肉和筋膜之間過度緊張、肌肉緊繃膨脹，會造成氣血不順，肌肉營養供應不足，骨節錯位、椎盤滑脫，造成局部的發炎或疼痛。而這些氣血不暢、發炎或疼痛的部位，也是身體的毒素、脂肪和水份最容易堆積的地方，會導致肌肉營養不良、骨骼發育不健全，對生長發育極為不利。

人體的肌肉是一束一束的，每一束肌肉的外層都包覆了一層筋膜，筋膜上有豐富的神經與血管，透過大動作的《登大人轉骨增高逆轉操》，可以挪動皮膚及筋膜、收縮肌肉、刺激身體的穴位，藉由外在的肌肉去牽引內臟的蠕動。

人體利用四肢反覆蹼伏在地面上的動作，能夠加強機體代謝，消除氣徑、血管、細胞、組織之間痰和瘀血等病理物質，使內分泌腺和神經功能回復正常，解除人體的疾病與疼痛。

就轉骨增高而言，從四肢著手，反覆蹼伏在地面上的動作，能減輕肢體與肩頸的緊張感、磨練最容易受寒致病的筋骨關節，能牽動四肢神經，活化骨幹、肢節與百骸，在一起一伏中，可以通經活絡，帶動五臟六腑的氣血循環，也才能強筋、壯骨、增高。

進行《登大人轉骨增高逆轉操》時，必須挺直背脊及腰椎，人體上下的氣才能暢通無阻。再透過四肢不斷伏拜的動作，藉由肢體的牽引，可以把身體上、下的筋膜理得更順，外在的筋膜理順了，人體的筋骨關節及內在的臟腑才能順暢運作，在對的位置上各司其職。

不斷的重複大禮拜的動作，可以使人體的氣血上達頭面部，使腦部的神經與細胞獲得充足的氧氣和養料，中醫說「腎主骨、生髓、腦為髓之海」，現代研究也認為腦髓與脊髓是同一屬性的營養物質，由此可見，腦部與腎、腎與生長發育的關係都是密不可分的。

男生們就這樣做！長高絕不落人後！

男生想長高就一定要學會的
轉骨增高逆轉操

早上想增高	轉骨增高逆轉操做 15 次
中午想增高	轉骨增高逆轉操做 15 次
晚上想增高	轉骨增高逆轉操做 15 次
一天做的次數	一天最多做 108 次

為什麼這樣做就會長高？

　　根據《黃帝內經》的記載，溝通人體的十二條經脈有的從四肢開始延伸，有的最終走到了四肢，所以只有從四肢開展延伸、運動活絡四肢，才能夠真正地補養五臟六腑、暢通氣血、幫助身體長高長壯！

**專業中醫告訴你，
除了長高外，還有什麼好處呢？**

　　「轉骨增高逆轉操」不但能夠刺激氣血循環、加強新陳代謝，還能幫助排出體內毒素與脂肪、緩解緊繃的肌肉，對神經、甚至內分泌都有幫助喔！

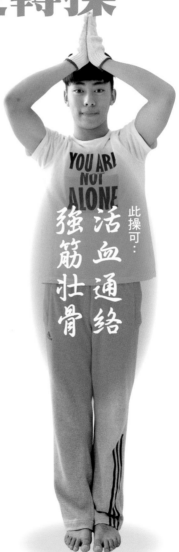

此操可：活血通絡 強筋壯骨

Step1.準備動作

站姿深呼吸，放鬆心情，準備開始《增高豐胸逆轉操》！

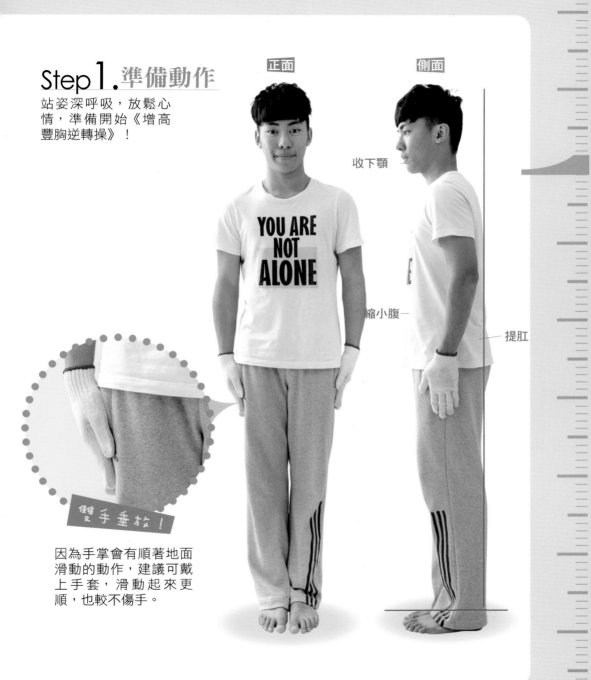

正面

側面

收下顎

縮小腹

提肛

雙手垂放！

因為手掌會有順著地面滑動的動作，建議可戴上手套，滑動起來更順，也較不傷手。

Step 2. 雙手向上慢慢舉高

雙手慢慢向兩邊升起，不要偏前或偏後。手指合併，雙手等高，動作不必快。

正面　　　　　　　　　　　　　側面

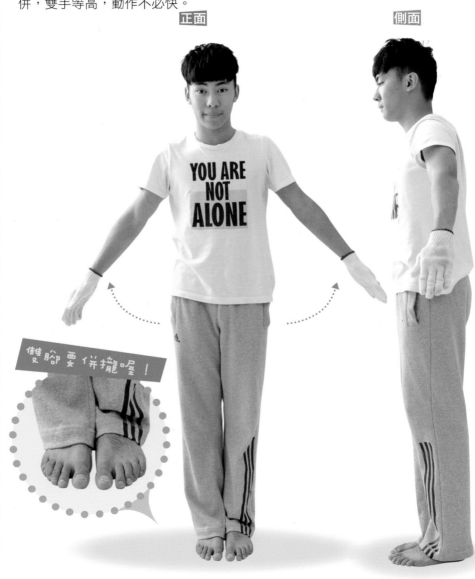

雙腳要併攏喔！

Step6. 雙手繼續下降至胸口

雙手依舊維持併攏，下降到胸口的地方，微微碰到胸口即可。五指維持併攏伸直，不要時間一久就鬆開。

正面　　　　　　　　　　　　側面

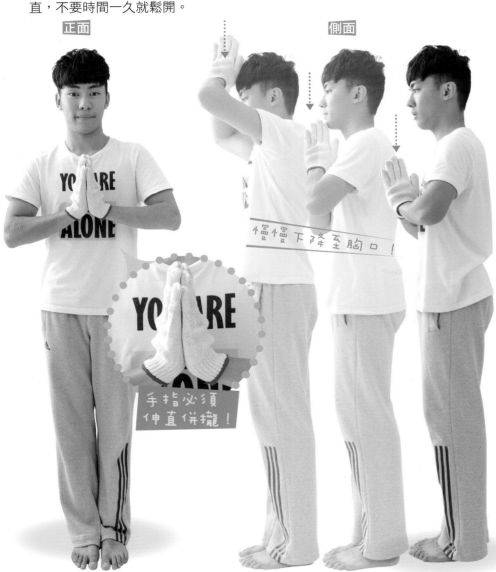

慢慢下降至胸口！

手指必須
伸直併攏！

Step7.雙臂向前伸直，準備彎下身體

將雙臂盡量向前伸直。如果可以，盡量做到沒有彎曲，藉此牽動、活絡身體的五臟六腑。

正面　　　　　　　　側面

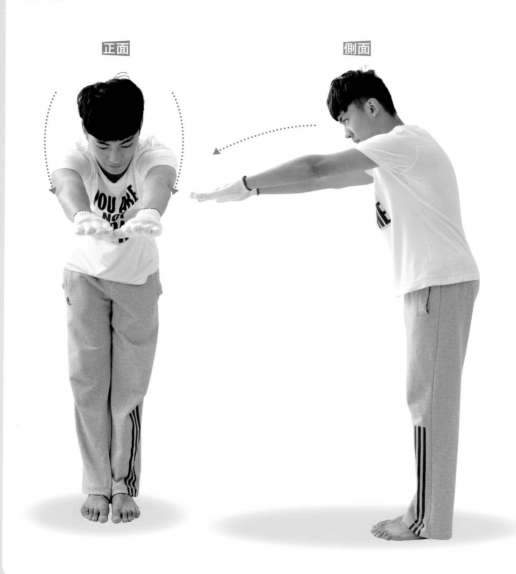

Step 8. 雙手伏地，身體準備好做蹼伏的動作

雙手伏地，兩手勿貼近，打開與肩同寬。用雙手撐著身體緩緩趴下，雙腳併攏以腳趾撐地。

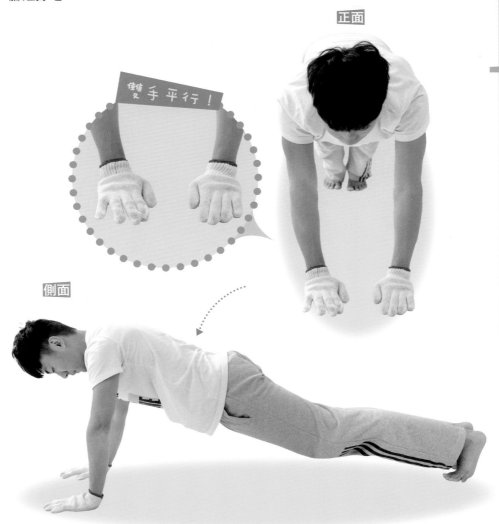

雙手平行！

正面

側面

Step9. 全身平貼地面，蹼伏在地

讓身體逐漸下降，直到全身平貼地面，包含雙腳處。雙手盡量朝前貼著地板滑動，伸展全身，直到無法再往前為止。維持此姿勢約 20 秒，感受肢體與肩頸的緊張感逐漸減輕。

正面

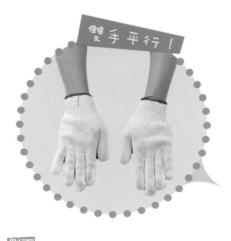

雙手平行！

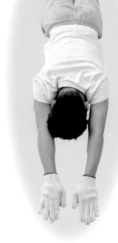

側面

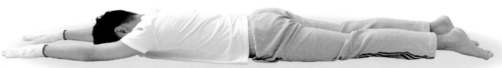

NG!

需全身貼地，腳部也必須盡量貼地，不可由腳趾處立起。

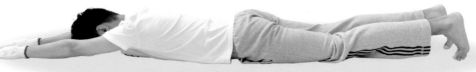

茶飲3. 活血長高方

適合誰喝 平日因運動、受傷、跌仆的人，以及易感冒的人適用的長高方。

材料 1. 白朮、2. 黃耆、3. 當歸、4. 九層塔頭、5. 川芎、6. 桂枝、7. 骨碎補、8. 紅棗

作用 本方在補氣補血的基礎上，再用九層塔頭、川芎來活血化瘀，幫助成長中的青少年，去除平日因運動、受傷、跌仆及感染風、寒、暑、濕所引起的痰濕或氣滯血瘀，打通受到阻滯而無法順利運行的氣血通道，讓營養能夠輸送到身體各個部位，幫助長肉、長骨、長高。骨碎補能夠補鈣補骨，幫助受傷的骨頭癒合及發育，所以此方是能夠活血

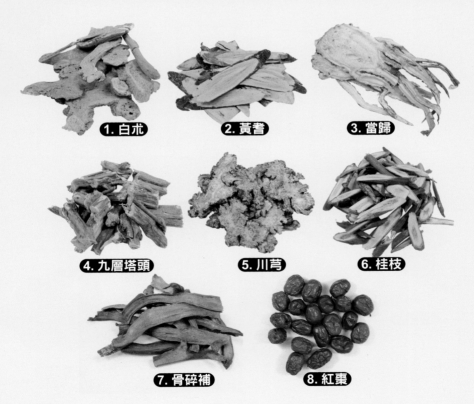

1. 白朮　　2. 黃耆　　3. 當歸
4. 九層塔頭　　5. 川芎　　6. 桂枝
7. 骨碎補　　8. 紅棗

茶飲4. 補腎強效方

適合誰喝 臉色蒼白、記憶衰退、容易累的人適用的補腎長高方。

材料 1. 枸杞、2. 黑芝麻、3. 牡蠣殼（粉末）、4. 山藥、5. 胡桃肉、6. 桂圓肉、7. 紅棗

作用 本方加強補腎健脾，以幫助長高。其中黑芝麻、胡桃肉及桂圓都有補腎的功效，牡蠣殼補鈣壯骨，山藥則是肝、脾、腎三個一起補的完美食物。以上茶飲材料都可以幫助長肉、長骨、長高，「腎主骨生髓」，所以此方更重視補骨補髓，而「腦為髓之海」，所以本方也是益智健腦的良方。

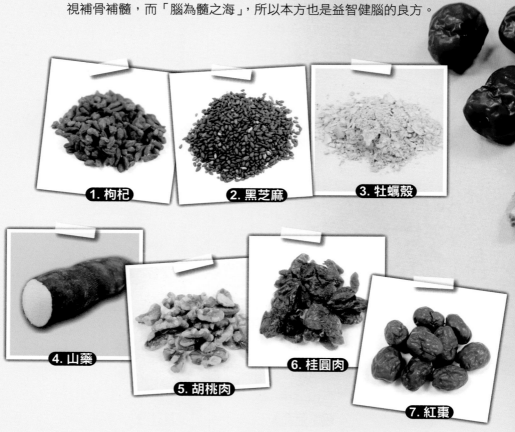

1. 枸杞
2. 黑芝麻
3. 牡蠣殼
4. 山藥
5. 胡桃肉
6. 桂圓肉
7. 紅棗

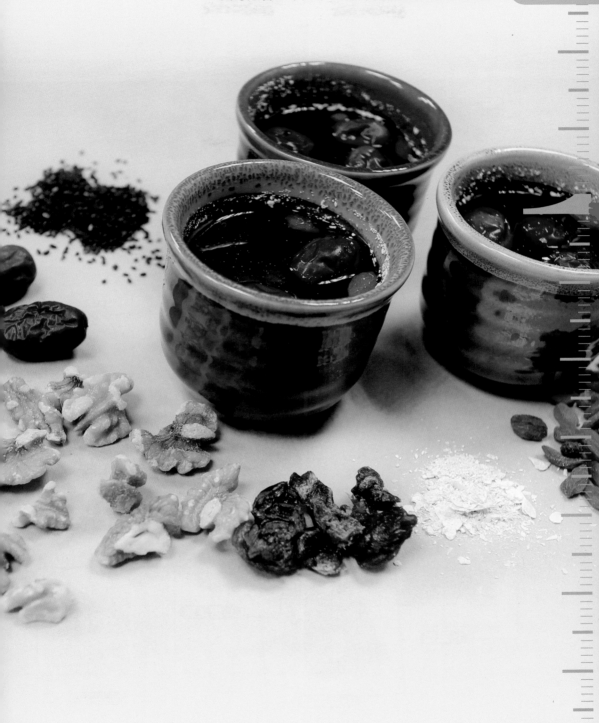

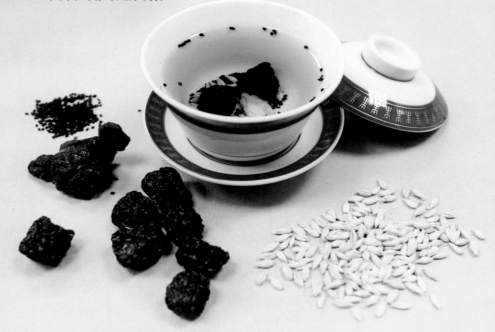

茶飲5. 滋陰長高方

適合誰喝 消化不好、對中藥過敏的人,又要補腎、又想長高,適合這一組茶飲。

材料 1. 黑棗、2. 龍眼肉、3. 黑芝麻、4. 麥芽

作用 本方是在麥芽幫助消化的基礎下,用黑棗、龍眼肉及黑芝麻來加強補腎滋陰明目的功效。

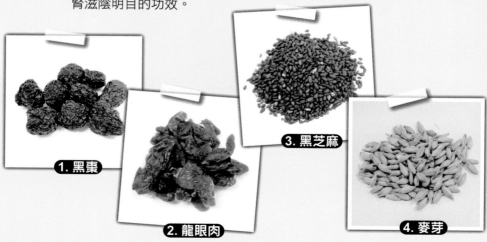

1. 黑棗
2. 龍眼肉
3. 黑芝麻
4. 麥芽

茶飲 10. 補精長高方

適合誰喝 容易遺精、遺尿、手淫過多者的長高方。

材料 1. 仙茅、2. 巴戟天、3. 山茱萸、4. 山藥。

作用 本方所使用的，都是一些補肝、補腎、補陽、養精、利關節的中藥。整體組合用來補肝腎、補陽氣、補骨幹，幫助轉骨長高。

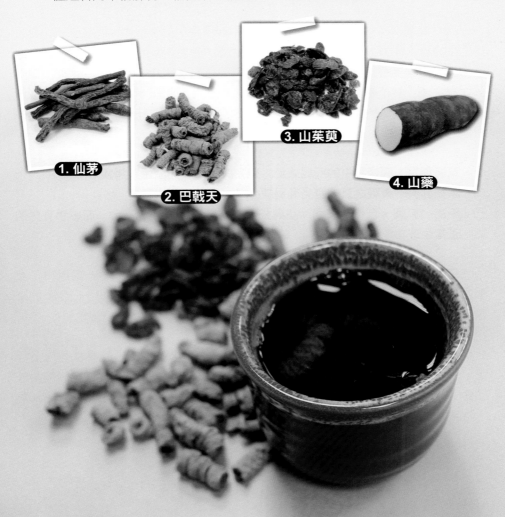

1. 仙茅

2. 巴戟天

3. 山茱萸

4. 山藥

女生們就這樣做！
曼妙身型不是夢！

女生長高的關鍵是什麼？

《增高豐胸逆轉操》能夠幫助長高的中醫原理與男生相同，已如前述。男生與女生的操法手勢大致相同，最大的分別之處，在於全身蹼伏地面，準備起身之前，男生是直接將蹼在前面的雙手收回，女生則是仿照蛙式游泳，在地面上劃一個大圓之後，然後將雙手收在兩腋之側，才做起身的動作。它不僅是一種可以鍛鍊胸肌、暢通乳腺的運動，同時，以中醫的角度，胸中有肝經、胃經、任脈與沖脈經過，它可以產生以下的重要作用：

一、寬胸理氣、調暢胸中的肝經之氣，避免肝氣鬱結而產生乳房疾病。
二、鍛鍊乳房的胃經之氣，避免乳房缺乏氣血營養而影響發育。
三、平衡、協調、合作、溝通沖脈與任脈，避免因為「沖任不和」而影響乳房的正常生理功能。

中醫說：「沖任為氣血之海，上行則為乳，下行則為經」，一語道出了女生「登大人」之後，與生殖及哺乳最有關係的乳汁及月經，都是同一個生化的來源，來自母體的氣血營養。所以，沖脈和任脈，對女性的影響是至關重要的。

沖脈的一支從子宮開始，從女性的會陰部穿出來，直接沿著脊柱內往上行走，任脈的一支也是從子宮開始往上走，貫穿背脊正中線；另一支從小腹開始，從會陰部上達胸部，其中，任脈的膻中穴，是全身屬陰經脈的匯聚點，所以稱為「陰脈之海」，主宰全身精、血、津、液等身體屬陰的營養物質。

　　醫書上說：婦女以沖、任這兩條經脈為本錢，如果失去了這兩條經脈的滋養與協調，導致沖任不和，或被風寒暑濕所犯，造成氣血的瘀滯，不僅往上半身輸佈的營養無法有效發揮作用，還會凝結積聚在兩乳間，形成硬塊或腫瘤……，所以，沖任不和會導致乳房病變，當然也會影響乳房的發育。

　　除了沖脈與任脈，醫書上也說，婦女的乳頭屬於肝經這條經脈，乳房屬於胃經這條經脈，這是指乳房所歸屬的經絡而言。另外，乳房的乳腺以乳頭為中心，呈放射狀分佈，這是透過解剖可以見到的乳房結構。

　　所以，來自先天腎經的精氣、後天脾經胃經製造的營養氣血、以及來自肝經貯存血液、疏散協調暢達肝氣（避免肝氣鬱結，心理影響生理，導致乳房疾病），能夠直接影響乳房，產生生理功能及病理問題。同時，這些經脈共同灌溉育養乳房的生理作用，一旦發生經絡氣血瘀滯，痰濕閉阻，導致沖任二條經脈失去溝通協調，不但乳房長不好，同時，乳房是會生病罷工反彈的！

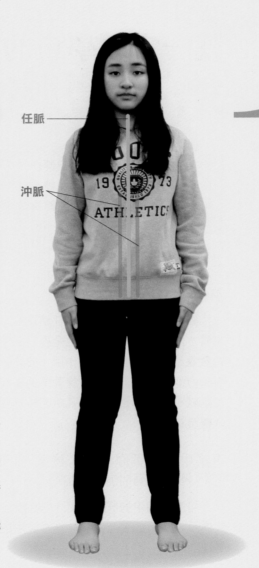

任脈

沖脈

女生們就這樣做！曼妙身型不是夢！

女生想長高、想豐胸就一定要學會的
增高豐胸逆轉操

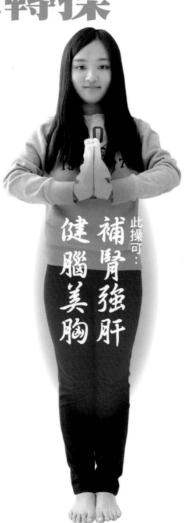

此操可：
補腎強肝
健腦美胸

早上想增高豐胸	增高豐胸逆轉操做 15 次
中午想增高豐胸	增高豐胸逆轉操做 15 次
晚上想增高豐胸	增高豐胸逆轉操做 15 次
一天做的次數	一天最多做 108 次

為什麼這樣做就會豐胸？

醫書上說：婦女以沖、任這兩條經脈為本錢，兩條經脈與哺乳、生殖極有關係，並肩負灌溉育養乳房的生理作用。此轉骨增高逆轉術能夠暢通乳腺、鍛鍊乳房的胃經、沖任兩脈、肝經之氣，避免乳房因缺乏營養而影響發育。

專業中醫告訴你，除了長高、豐胸外，還有什麼好處呢？

可調暢胸中的肝經之氣，避免產生乳房疾病及硬塊、腫瘤產生，並維護乳房的正常生理功能。

Step 1. 準備動作

站姿深呼吸，放鬆心情，
準備開始《增高豐胸逆轉
操》！女生的部分和男生
一樣都會遇到將雙手貼地
滑動的動作，因此建議女
生也要戴手套來做喔！

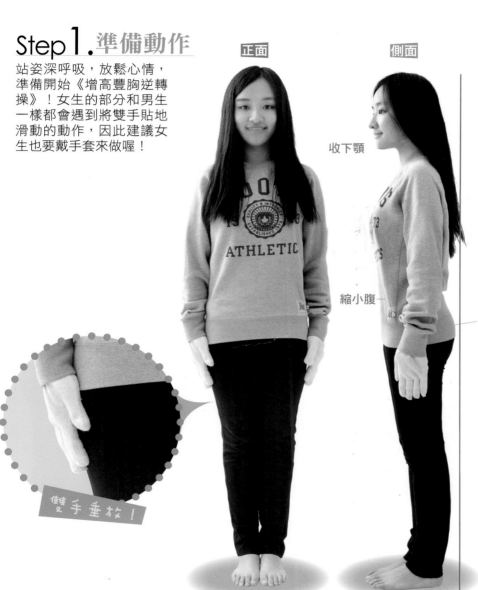

正面　　　　側面

收下顎

縮小腹

提肛

雙手垂放！

Step2. 雙手向上慢慢舉高

雙手慢慢向兩邊升起，不要偏前或偏後。手指合併，雙手等高，動作不必快。

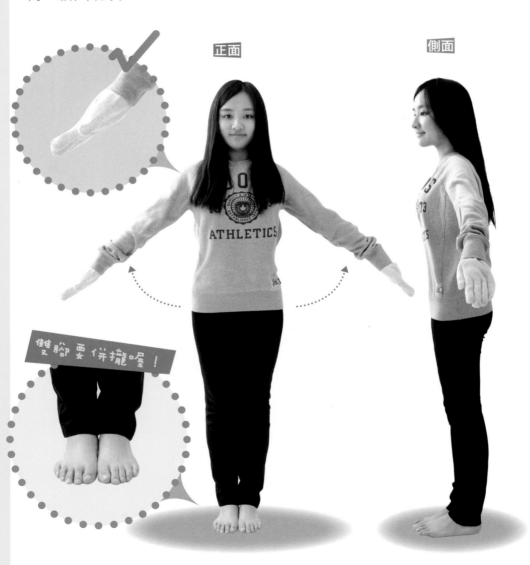

正面

側面

雙腳要併攏喔！

記得做動作的時候一定要挺直背脊及腰椎，這樣身體上下
的氣才能暢通無阻。重心不可偏移，也不要將雙腳打開而
使重心下移。

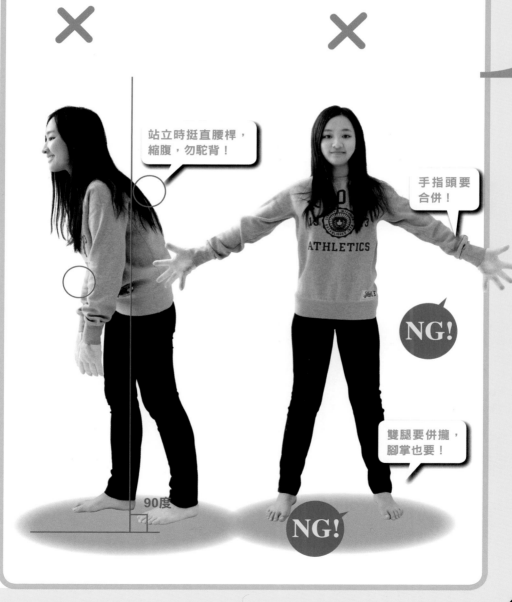

站立時挺直腰桿，
縮腹，勿駝背！

手指頭要
合併！

雙腿要併攏，
腳掌也要！

90度

Step3. 雙手漸漸舉高過肩

雙手繼續逐漸高舉過肩，盡量讓手臂打直，不要彎曲。藉由雙手上舉的牽引方式，可以把身體上下的筋膜理得更順，讓身體的筋骨、關節、臟腑順利運作。

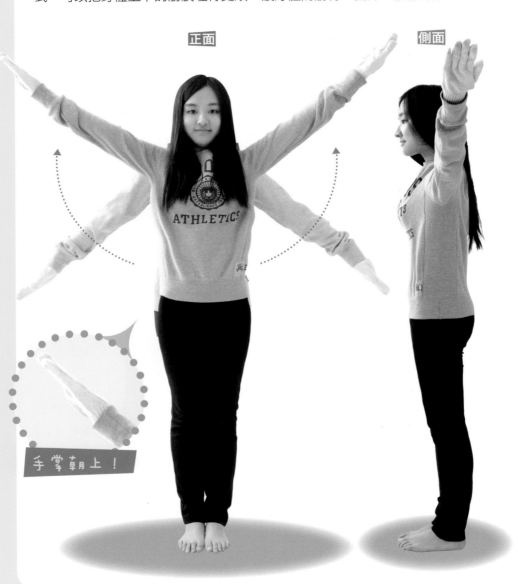

正面

側面

手掌朝上！

Step **4.** 雙手併攏舉在額頭前

將雙手併攏擺在額頭前，手指朝上，且五指併攏，不要分開。雙手大拇指處可輕
輕貼住額頭。

正面　　　　　　　　　　　　　　側面

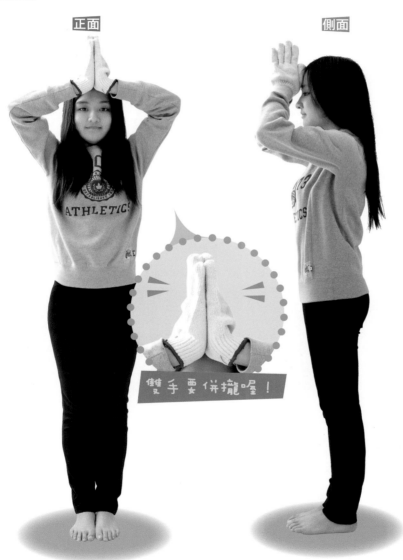

雙手要併攏喔！

Step5. 雙手下降至下巴處

雙手維持併攏，緩緩下移，直到食指可輕碰下巴為止。手臂不要離身體太遠，而是要盡量貼近胸口。

正面　　　　　　側面

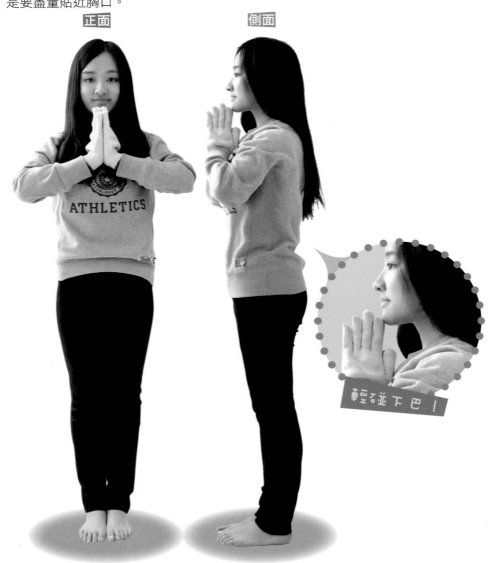

輕碰下巴！

Step 6. 雙手繼續下降至胸口

雙手依舊維持併攏，下降到胸口的地方，微微碰到胸口即可。五指維持併攏伸直，不要時間一久就鬆開。

正面   側面

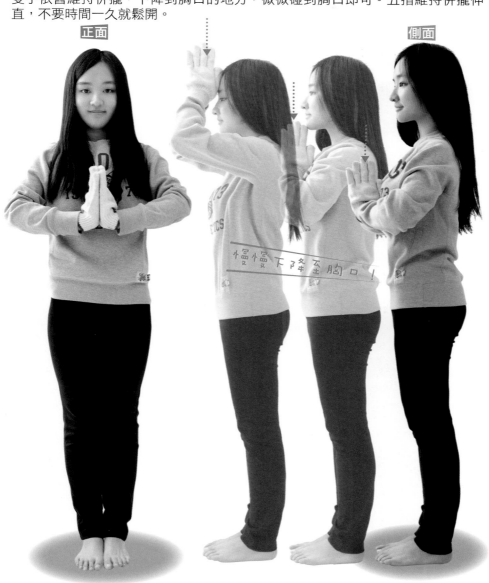

慢慢下降至胸口！

Step7. 雙臂向前伸直，準備彎下身體

將雙臂盡量向前伸直。如果可以，盡量做到沒有彎曲，藉此牽動、活絡身體的五臟六腑。

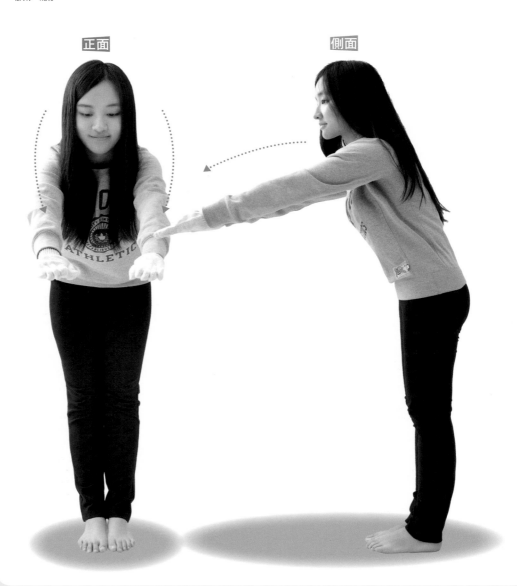

正面　　　　　　　　側面

Step12. 收回雙手，撐起身體

將雙手沿著地面滑動收回，逐漸撐起上半身。
需以雙手的力量將上半身撐起，而非靠著膝
蓋、腿部的力量。

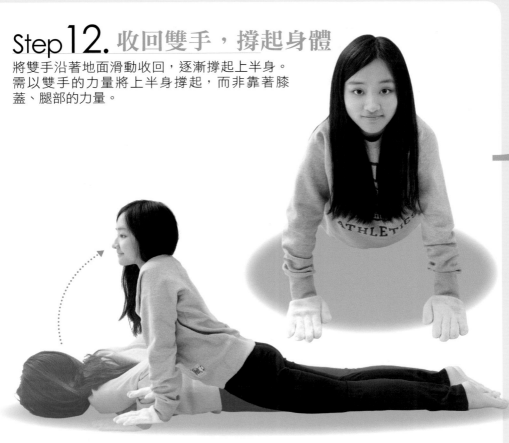

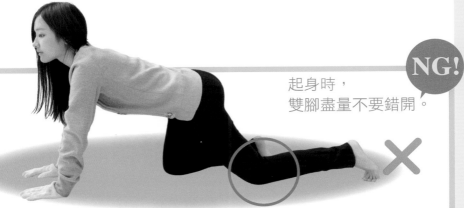

NG!

起身時，
雙腳盡量不要錯開。

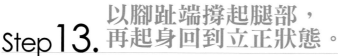

Step 13. 以腳趾端撐起腿部，再起身回到立正狀態。

不要以彎曲腿部的力量起身，腿部盡量維持拉直的狀態，恢復到 Step 8. 的動作，以腳趾撐起腿部，再起身回到一開始的立正狀態。此「大禮拜」動作可視個人的體力與需求決定一天所做的次數（見 p.096），建議一天早、中、晚都要撥出時間來進行才能達到最好的效果。

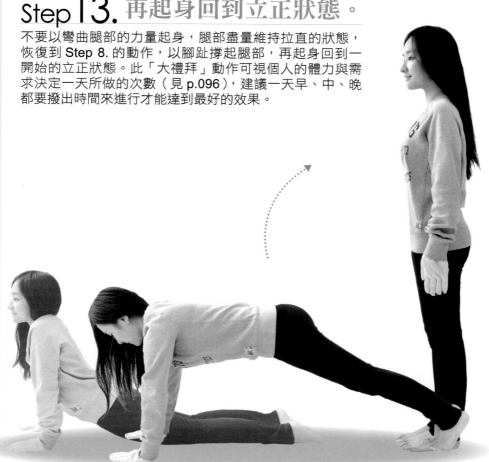

影片搶先看！

若不清楚分解動作，快掃QR code前往觀賞示範影片！

女生增高豐胸中必備11種茶飲

開始動手泡茶飲前，先看這裡！

　　以下茶飲藥材各取一小撮，無需熬煮，只要用陶瓷類材質的杯子，以100度 C 的熱水加以沖泡，蓋上杯蓋，悶5─8分鐘左右即可飲用，每天早晨起床、及睡前各一杯。

茶飲1. 君子氣血方

適合誰喝 針對脾胃不好、消化吸收不佳、瘦弱型的人補氣補血之用。

材料 1. 黨參、2. 白朮、3. 茯苓、4. 炙甘草、5. 枸杞、6. 紅棗、7. 當歸

作用 健脾益氣、強筋壯骨。其中參藥、白朮、茯苓和甘草合稱「四君子」，用來補氣健脾，而氣能生血，血能長肉，枸杞也是補養肝血的，紅棗補氣血，當歸活血養血，所以此方是一組能夠健脾益氣、養血豐胸的方。

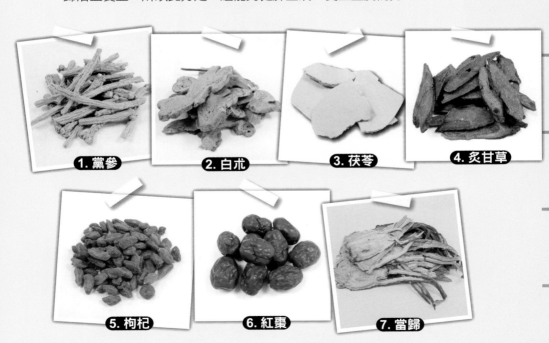

1. 黨參　　2. 白朮　　3. 茯苓　　4. 炙甘草
5. 枸杞　　6. 紅棗　　7. 當歸

茶飲2. 君子壯骨方

適合誰喝 針對脾胃不好、消化吸收不佳、瘦弱型且筋骨不佳的人，補氣補血並強壯筋骨之用。

材料 1. 西洋參、2. 白朮、3. 茯苓、4. 黃耆、5. 杜仲、6. 紅棗

作用 此方同樣是在補氣健脾的「四君子湯」基礎下，用黃耆來加強補氣的功效，用杜仲來強壯筋骨。紅棗也是用來補氣血的，所以此方用來健脾補氣、強骨豐胸。

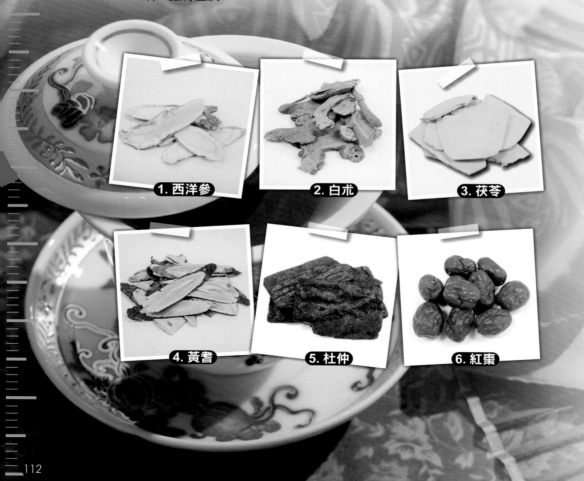

1. 西洋參　2. 白朮　3. 茯苓
4. 黃耆　5. 杜仲　6. 紅棗

茶飲3. 黃耆溫通方

適合誰喝 臉色蒼白、氣血虛弱者，以及四肢冰冷的人，都適合用此方。

材料 1. 白朮、2. 黃耆、3. 淮山藥、4. 川芎、5. 桂枝、6. 骨碎補、7. 紅棗

作用 補氣血、增高、豐胸。本方在白朮、黃耆、紅棗健脾補氣補血的基礎上，再用川芎來活血化瘀，幫助成長中的青少年去除平日因運動、受傷、跌仆及感染風、寒、暑、濕所引起的痰濕或氣滯血瘀，打通受到阻滯而無法順利運行的氣血通道。桂枝能夠溫通四肢骨竅，讓營養能夠輸送到身體各個部位，幫助長肉、長骨、長高；骨碎補能夠補鈣補骨，幫助受傷的骨頭癒合及發育；淮山藥含有幫助人體生成雌激素，幫助生成豐胸前趨營養物質的作用，所以此方是能夠活血化瘀，補氣血、長高豐胸的方。

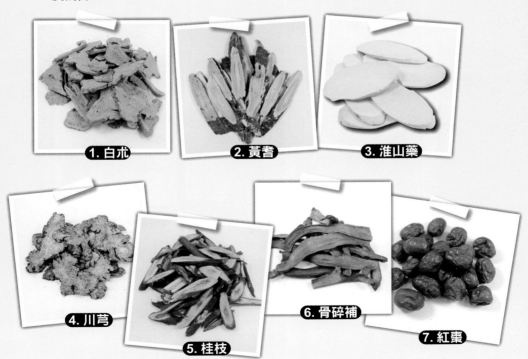

1. 白朮　　2. 黃耆　　3. 淮山藥
4. 川芎　　5. 桂枝　　6. 骨碎補　　7. 紅棗

茶飲4. 化瘀補腎方

適合誰喝 適合成長過程中有跌打損傷、摔傷、及月經不順暢的人。

材料 1. 白朮、2. 當歸、3. 九層塔頭、4. 川芎、5. 桂枝、6. 骨碎補、7. 紅棗、8. 黃精、9. 山藥

作用 本方除了和上一方同樣的功效外，用九層塔頭來加強活血化瘀的功能，打通人體氣血瘀滯的地方，用黃精、山藥來補腎及豐胸，增長雌激素的功能，所以全方有補血、增高、豐胸的作用。

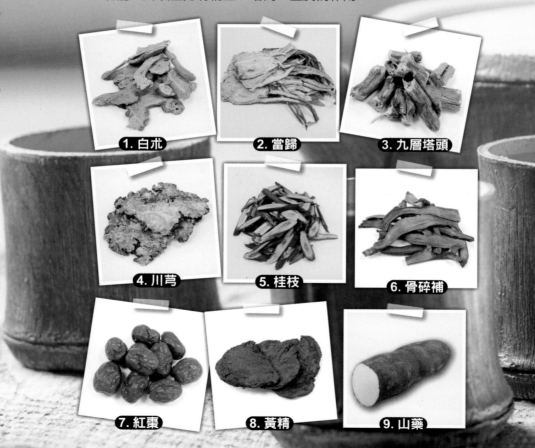

1. 白朮　　2. 當歸　　3. 九層塔頭

4. 川芎　　5. 桂枝　　6. 骨碎補

7. 紅棗　　8. 黃精　　9. 山藥

茶飲5. 補腎強效方

適合誰喝 適合月經血色比較淡、臉色蒼白及記憶力不好的人。

材料 1. 枸杞、2. 女貞子、3. 黑芝麻、4. 牡蠣殼（粉末）、5. 山藥、6. 胡桃肉、7. 桂圓肉、8. 紅棗

作用 本方中的黑芝麻、胡桃肉及桂圓都有補腎的功效，牡蠣殼補鈣壯骨，山藥是肝、脾、腎三補的完美食物，枸杞、女貞子及山藥都有幫助豐胸的營養。以上茶飲材料都可以幫助長肉、長骨、長高、豐胸。又，黑芝麻、胡桃肉及桂圓可以補腎，「腎主骨生髓」，所以此方更重視補骨補髓。而「腦為髓之海」，所以本方也是益智健腦的良方，有補腎、健脾、增高、豐胸的功能。

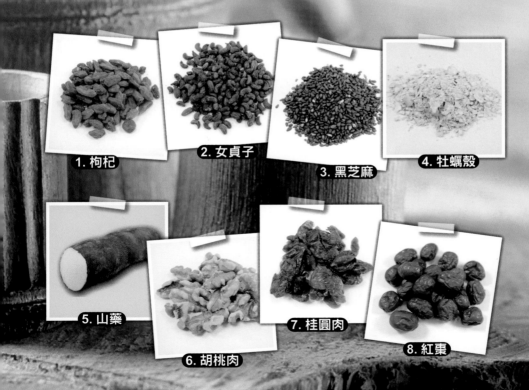

1. 枸杞
2. 女貞子
3. 黑芝麻
4. 牡蠣殼
5. 山藥
6. 胡桃肉
7. 桂圓肉
8. 紅棗

茶飲6. 滋陰明目方

適合誰喝 替消化不良的人補腎、幫助長高,也適合視力不好的人。

材料 1. 紅棗、2. 黑芝麻、3. 麥芽、4. 龍眼肉

作用 本方是在麥芽幫助消化的基礎下,用紅棗補氣血、龍眼肉及黑芝麻來加強補腎、滋陰、明目、豐胸的功效。

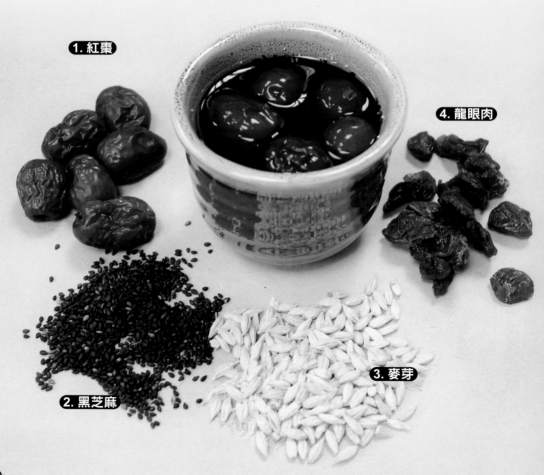

1. 紅棗

4. 龍眼肉

2. 黑芝麻

3. 麥芽

茶飲 11. 強化豐胸方

適合誰喝 胸部發育比較慢、跟不上同年齡的人。

材料 1. 仙茅、2. 巴戟天、3. 山茱萸、4. 山藥、5. 青木瓜

作用 本方所使用的都是補肝腎、助長人體荷爾蒙的中藥，其中山藥及青木瓜含有幫助人體生成雌激素，幫助生成豐胸的前趨營養物質。

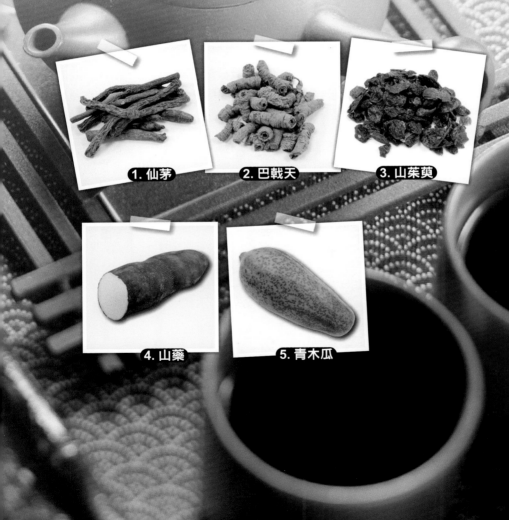

1. 仙茅

2. 巴戟天

3. 山茱萸

4. 山藥

5. 青木瓜

管你男生或女生！
隨時隨地都能做的增高小暖身！

「增高小暖身」是進行轉骨增高術之前必要的暖身運動，但不只可以在進行轉骨增高術前做，平常隨時隨地只要有空，一想到就可以做一下。這個暖身動作非常簡單，不需要特別麻煩的步驟，無論是在等車、排隊買東西、看電視時，都可以暖身一下，輕鬆上手。

★男生

扭轉腰部時配合四肢往同一方向轉動，可以放鬆四肢及腰部的肌肉，同時讓四肢與腰部的韌帶隨著扭轉而放鬆。平日很少運動的入，在驟然進行全身跪伏的大動作時，容易扭傷四肢或腰腿，先做此暖身動作便可以避免這個狀況。

此外，扭轉腰部時，配合著四肢往同一方向轉動，可以消除腰部與四肢的緊張與疲勞，活化腰部與四肢的氣血，減少氣血瘀滯不通，消除痠麻等問題，進而達到益腎、強壯腰膝的作用。而腰腎與四肢的氣血活絡，就能增加身體的活力、耐力與毅力，對轉骨中的青少年，更是成長、茁壯與健腦的輔助運動。

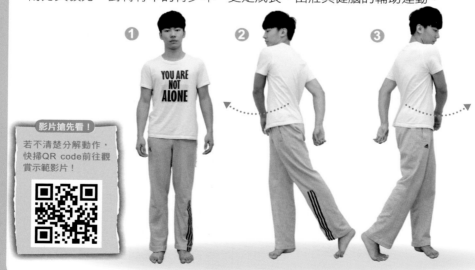

影片搶先看！
若不清楚分解動作，快掃QR code前往觀賞示範影片！

★女生

　　女生的小暖身操原理與男生相同，已如前述，不同之處是女生還多了雙手畫圓的動作。這個動作可以幫助鍛鍊胸肌、暢通乳腺，並能夠條理胸中的氣、避免產生乳房疾病、保護乳房的正常生理功能。

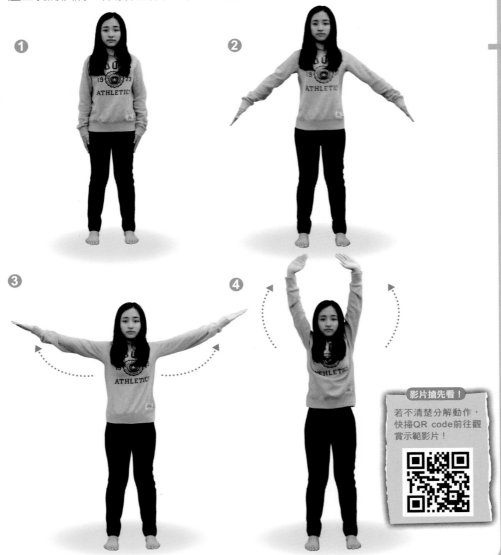

影片搶先看！
若不清楚分解動作，快掃QR code前往觀賞示範影片！

Part 4

父母必看——
孩子
轉骨增高三階段，
錯過再也不回頭

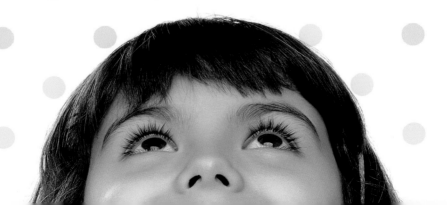

第一階段轉骨增高醞釀期
強脾健胃，啟動黃金增高的青春期

打開「轉大人」前的轉骨醞釀增高起跑時刻

希望孩子長得高又壯，是天下父母共同的心願。已經有越來越多的父母知道把握黃金成長期、關注孩子的轉骨階段。如果說「轉骨」是孩子從稚嫩的童體轉變為大人的關鍵，那麼轉骨前的脾胃調理，可以說是轉大人的一把鑰匙，掌握轉骨之門的密碼，開啟成長的通道。

轉骨大門一旦開啟，轉骨醞釀期一旦溫蘊妥當，更多調理體質、育養氣血的精銳大軍才能夠長驅直入，順暢地走進人體的五臟六腑，讓少年的機體獲得充足的滋養。這樣，轉骨黃金期才能獲得更大的勝算、衝破更多的成長障礙，為孩子的轉大人之行，獲得勝利的首航，幫助他們成功開往光明的人生港灣。

兒少時期，正是中醫所謂的「純陽」之體，是身體機能最活潑旺盛的年齡。這個時期如果脾胃的功能不好、胃動力不足，那麼吃進去的食物就無法充分地消化和吸收。這對成長而言可謂大不利，所以轉骨之前先「審脾胃」，就是這個道理！

轉骨醞釀期重點補強之強脾健胃原因

為什麼「轉骨黃金期」之前需要「轉骨醞釀期」？為什麼說脾胃的調理是轉大人的一把鑰匙呢？

少年時期，還沒有真正進入青春期之前的小孩如果胃口不好、吃得很少、不喜歡吃東西，或進食之後容易腹瀉、腹痛，都會直接影響正常的生活。

　　這個階段最應該重視的，是人的「後天之本」：脾胃，人必須靠著五穀雜糧、飲食五味來濡養身體，增益氣血，例如酸味的食物可以滋養肝血肝陰、促進膽汁分泌、滅除腸胃道的壞菌、增強消化功能、維護肝臟健康、軟化並保護血管。鹹味的食物可以滋養腎中之氣，使代謝正常，幫助細胞內外的血液與水份保持平衡，這就是為何人體在大汗淋漓、拉肚子或嘔吐之後，立刻補充一些鹹味的食物，能夠幫助恢復精神與體力的原因。營養是否充足，飲食是否均衡，全靠這後天脾胃的消化與吸收，才能夠維持人體最基本的存活條件，並進一步滿足身體情志、精神及肢體活動的更多需求。

　　中醫認為「脾主肌肉及四肢」，脾的運化（運輸、運送、運轉、轉運、化生、生長……）功能如果不能好好發揮，人體就長不出健全的肌肉來，更沒有辦法讓四肢的活動靈活自如。所謂的調理脾胃，並非一昧的大溫大補，如果不先辨明體質就對這「純陽之體」大補氣血，原本體質虛弱的小孩會產生「虛不受補」的情形，而原本體質容易生火的小孩，無異火上加油，形成過熱、躁動與亢奮，就失去了「審脾胃」及「調理脾胃」的精神意義。

　　對於胃納差、活動力弱的小孩，在轉骨之前要調理脾胃，補養氣血，對於食量大、胃口好、愛吃煎炸燒烤、甜食冰品的小孩，則應該幫他消食化積，減除胃中的火熱之氣，這些，都是進入轉骨黃金期之前，很重要的準備工作。

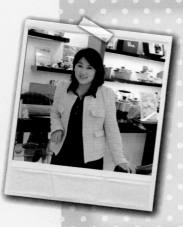

以下食譜特別商請瑞康屋廚藝教室的微微蔡老師親自示範下廚，及提供廚藝教室供拍攝。

微微蔡老師簡介：

現任 • 瑞康國際企業股份有限公司 董事長
• 友康國際股份有限公司 總經理
• 台視美食好簡單 烹飪老師
• 瑞康屋小廚師營隊總召
• 民視元氣加油站快速上菜 烹飪老師

經歷 • 25年鍋具產品開發分析／市場／管理
• 20080401愚人節自行創業
• 民視香榭大道15分鐘上菜 烹飪老師

強脾健胃好食譜：
男生女生轉骨醞釀期食譜

男生專用轉骨醞釀期食譜

下廚前請先注意！以下材料均為「一個人」適用的量，如果有更多人要吃，請自行調整材料的量喔！

食譜1. 香菇小米羹

材料 小米 1/2 杯、香菇 6 朵、水 4 杯。

調味料 鹽、白胡椒粉適量。

做法 ▶ Step 1 將小米潮流後備用。
▶ Step 2 香菇洗淨，切絲備用。
▶ Step 3 香菇入快鍋中先爆香再將小米及水加入上升兩條紅線關小火 3 分鐘，待自然洩壓即煮成黏稠狀，加適量的鹽及胡椒粉調味，即可食用。

上升兩條紅線

微微蔡老師小叮嚀：

以上步驟用瑞士快鍋完成只要 5 分鐘，若放入電鍋要煮 30 分鐘一般湯鍋要小火煮 20 分鐘。

工具 3.5L 瑞士 MINI 快鍋（若無則電鍋亦可）、節能板（節省瓦斯用，若無亦可）、攪拌杓。

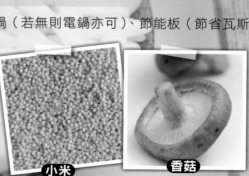

小米　　　香菇

食譜2. 紅蓮芋頭湯

影片搶先看！
快掃QR code前往
觀賞烹煮示範影片！

材料 去皮花生 60g、芋頭 170g、紅棗 8 顆、蓮子 30g。

調味料 冰糖。

做法 ▶ **Step 1** 花生先入鍋煮 10 分鐘後冷凍備用。

　　　 ▶ **Step 2** 將蓮子及紅棗洗淨、芋頭切丁備用。

　　　 ▶ **Step 3** 將花生、蓮子、芋頭一同放至快鍋中燉煮
　　　　　　　　至上升兩條紅線時再調至小火煮 20 分鐘。

　　　 ▶ **Step 4** 開蓋後加入紅棗，再加冰糖，即可食用。

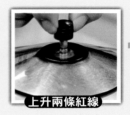
上升兩條紅線

微微蔡老師小叮嚀：

> 以上步驟是以快鍋烹調示範，若無此工具可放入電鍋煮，外鍋
> 水要加到 2 杯，約煮 40 分鐘。

工具 影片以瑞康屋 3.5L 瑞士 MINI 快鍋示範（若無則電鍋亦可）、節能板（節
省瓦斯用，若無亦可）。

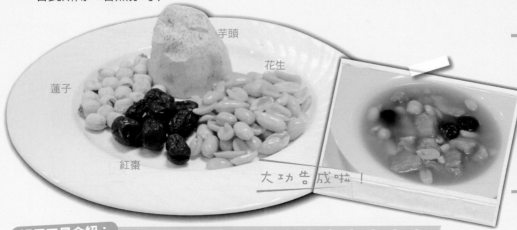

芋頭

花生

蓮子

紅棗

大功告成啦！

好用工具介紹：

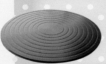

節（潔）能板

★ 環保便利的秘密武器，可以幫你省下很多瓦斯費、烹調食
物的時間與刷洗鍋底的麻煩。還有迅速解凍的功能。

★ 這項方便好用的工具在做之後的菜餚時也會用到喔！

食譜3. 多寶燴

材料 紅蘿蔔 1/2 條、水煮花生 2 匙、馬鈴薯 1 顆、蘑菇 6 顆、木耳 1 朵、蓮藕 2 節、地瓜粉 1 匙。

調味料 鹽適量。

做法 ▶ Step 1 將馬鈴薯、蓮藕洗淨，削皮後切成薄片先泡鹽水備用。

▶ Step 2 蘑菇切片、紅蘿蔔和木耳切絲、地瓜粉調水備用。

▶ Step 3 鍋熱將蘑菇先入鍋炒待香氣出來再放入橄欖油一匙將蓮藕片先炒，再放入馬鈴薯、紅蘿蔔與花生同炒概蓋上鍋蓋悶一下，最後加入黑木耳，炒熟後均勻淋上調水的地瓜粉，再加入適量鹽調味即可食用。

微微蔡老師小叮嚀：

以上步驟用瑞士 HOT PAN 鍋有水封效果，不用一直加水燴炒，只要一匙水鍋蓋蓋上待冒煙自然原味呈現，無需多餘調味料美味自然發生。若使用炒鍋記得要加多點水以免燒焦。

工具 瑞士 2L HOT PAN（若無則炒鍋亦可）、節能板（節省瓦斯用，若無亦可）。

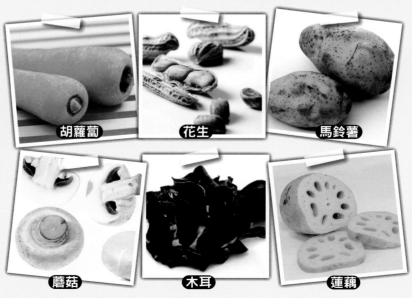

胡蘿蔔　花生　馬鈴薯

蘑菇　木耳　蓮藕

食譜 3. 糖藕糕

影片搶先看！
快掃QR code前往
觀賞烹煮示範影片！

材料 藕粉 100g、糯米粉 300g、水 400cc、糖 3 匙。

調味料 花生粉、白糖適量。

做法 ▶ Step 1 將藕粉、糯米粉加冷水攪拌均勻，以快鍋蒸格鋪上玻璃紙後，
　　　　　　上升兩條紅線，蒸 30 分鐘，待自然洩壓。

　　　　▶ Step 2 熟花生去皮，用易拉轉拉一拉，再加白糖，即完成花生糖粉。

　　　　▶ Step 3 可以切塊灑上花生糖，全家一同享用。

微微蔡老師小叮嚀：

　1. 確認花生粉廠商沒有用過期花生去製作。也可自行買花生製作。

　2. 以上步驟需以快鍋烹調，若無此工具可放入傳統蒸籠，要蒸 100 分鐘。

工具 影片以瑞康屋 30494 瑞士快鍋 +2010S 示範（若無則傳統蒸籠亦可）、節
能板（節省瓦斯用，若無亦可）、易拉轉。

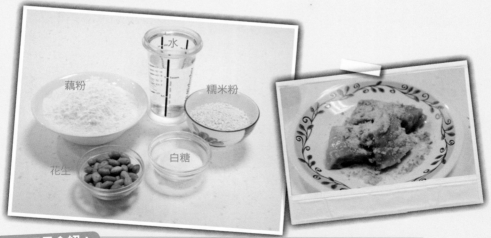

好用工具介紹：

易拉轉

★免插電的食物調理機，輕輕拉一下，就可以把各種辛香料
迅速攪細，做成沾醬香味可提高一倍。清洗也相當便利，
是廚房不可或缺的小幫手。

★這項方便好用的工具在做之後的菜餚時也會用到喔！

第1階段
增高醞釀期

食譜**4. 果醋花生黑木耳**

材料 乾黑木耳 2 朵、熟花生 2 匙、紅蘿蔔 1/2 條、果醋 4 大匙。

調味料 少許醬油。

做法 ▶ **Step 1** 將黑木耳泡軟去蒂，清洗乾淨後切絲備用。

▶ **Step 2** 將紅胡蘿蔔切片備用。

▶ **Step 3** 先用滾水將黑木耳及紅蘿蔔片燙熟、撈出放涼備用。

▶ **Step 4** 將瀝乾的黑木耳和胡蘿蔔倒入冰水中迅速冷卻，再度撈起並瀝乾。

▶ **Step 5** 在黑木耳和胡蘿蔔中淋上家人喜歡的果醋口味，再灑上花生，
即可食用。

微微蔡老師小叮嚀：

以上步驟用瑞士 HOT PAN 鍋有水封效果，不用先煮一鍋水再燙熟
紅蘿蔔及黑木耳，只要一匙水，鍋蓋蓋上待冒煙，自然原味呈現，
若使用其他湯鍋請先將水注入鍋具中煮開，再放入食材烹調。

工具 瑞士 2L HOT PAN(若無則湯鍋亦可)、節能板（節省瓦斯用，若無亦可）。

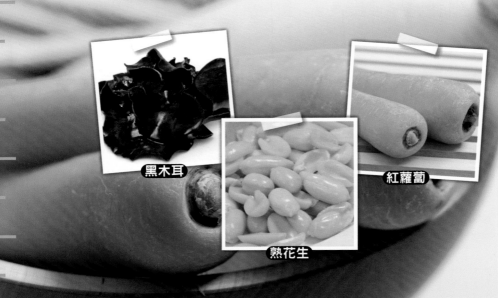

黑木耳

熟花生

紅蘿蔔

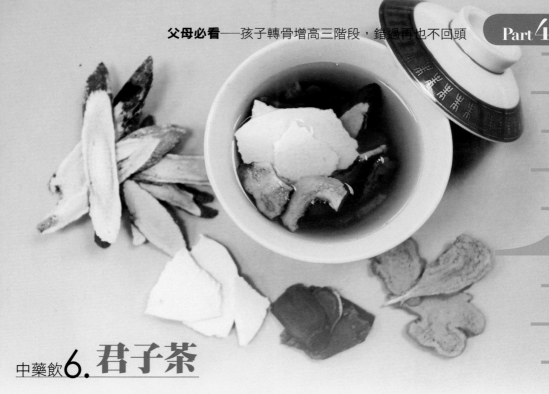

中藥飲6. 君子茶

材料 1. 人參、2. 白朮、3. 茯苓、4. 甘草。

為什麼君子茶能強脾健胃？

· 人參大補元氣、茯苓與白朮都用來健脾，又能使養分不停滯體內，成為負擔，並能去除體內的濕氣。

· 甘草能補益脾氣，並把前三種藥融合在一起，增加協作的力量。四君子的組合是補氣健脾養胃的最佳茶飲，特別適合脾胃氣血虛弱，胃動力不足，面色蒼白、說話無力、吃得很少，或吃了東西之後，胃腸無力消化、身體瘦弱、沒有體力的人。

· 現代中醫更用它來作為增強免疫力、治療慢性胃腸炎、胃下垂、胃弛緩、胃十二指腸潰瘍、胃腸功能減退、手足痿弱、半身不遂、糖尿病、夜尿、遺尿等症的基礎湯藥。

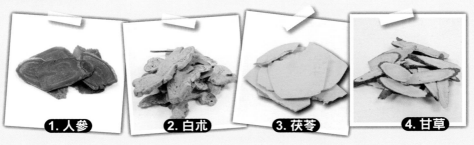

1. 人參　　2. 白朮　　3. 茯苓　　4. 甘草

中藥飲 7. 蔘桔茶

材料 1.西洋蔘、2.桔梗、3.甘草。

為什麼蔘桔茶能強脾健胃？

・西洋蔘能補氣、增加人體津液、消除口渴、使人體清涼、解除暑熱的功效。

・桔梗化除體內的水濕和痰結，與甘草同用，對於出汗較多，有口渴多喝、疲倦、無力、心煩、及咽喉乾燥不舒服有很大的幫助，但是不適合胃寒、腹脹、腹瀉及大便不成形的人。

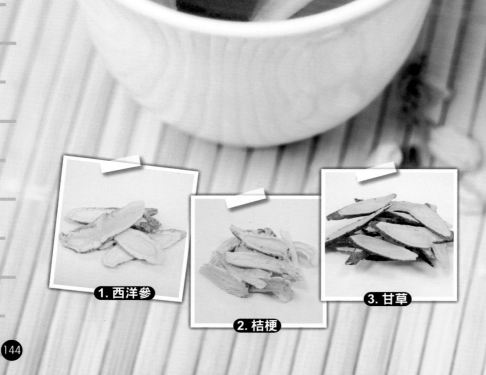

1. 西洋蔘

2. 桔梗

3. 甘草

中藥飲 8. 瑰蜜茶

材料 1. 玫瑰花、2. 迷迭香、3. 蜂蜜。

為什麼瑰蜜茶能強脾健胃？

· 對於青春期月經不順（月經提前、延後、前後不定期、月經疼痛），或因功課壓力及家庭問題引起的肝氣鬱結，玫瑰花用來行氣、止痛、減輕煩惱及解除憂鬱。

· 迷迭香同樣可以對抗憂鬱、提振精神、緩和情緒及促進血液循環。它的萃取物還可以進一步用在防治頭皮屑、掉髮、頭痛、增強記憶力等症狀。

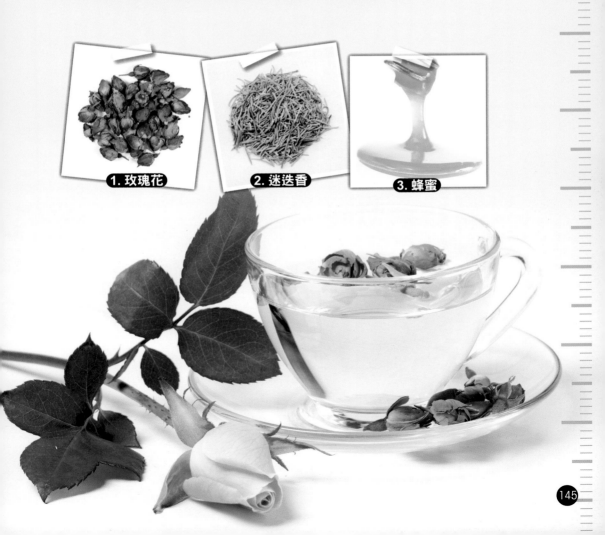

1. 玫瑰花　**2. 迷迭香**　**3. 蜂蜜**

中藥飲 9. 桂花茶

材料 1. 桂花、2. 生薑、3. 紅棗。

為什麼桂花茶能強脾健胃？

‧ 桂花能夠去寒止痛、溫暖胃部與四肢及暢通血脈。

‧ 生薑同樣可以除寒及溫暖胃部，還可以止嘔。紅棗用來健脾補氣，三味同用，可以為體質弱、易感冒的人補虛散寒，對於經常腹脹、腹瀉及大便不成形的人，可以益氣補脾，增強免疫力及體力，並對抗風寒感冒。

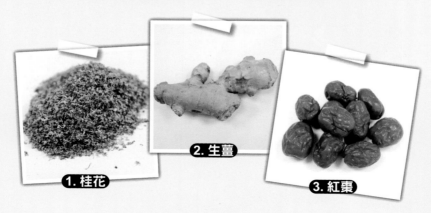

1. 桂花

2. 生薑

3. 紅棗

中藥飲 10. 神仙竹

材料 1. 仙楂、2. 神曲、3. 麥芽、4. 竹葉。

為什麼神仙竹能強脾健胃？

‧青春期的孩子容易暴飲暴食、多吃烤炸、油膩的食物，以致食物積滯在消化道，引發胃熱。這道茶飲可以消除食積、清除胃火、增益脾胃動力、增進人體津液、解除煩熱口渴，強健脾胃。

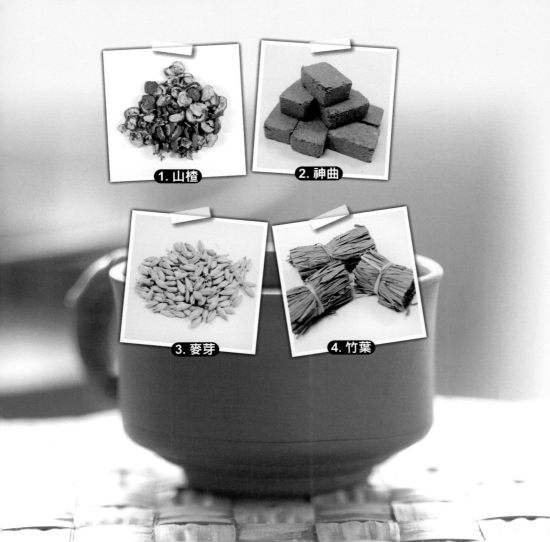

1. 山楂

2. 神曲

3. 麥芽

4. 竹葉

中藥飲11. 花麥茶

材料 1. 蕎麥、2. 黃耆、3. 枸杞、4. 菊花。

為什麼花麥茶能強脾健胃？

· 菊花可以清除鬱滯的肝氣、枸杞可以明目、蕎麥加黃耆可以健胃補脾，四味同用可以防治年輕人的假性近視、紓解眼睛、肝胃及精神的壓力，補益脾胃，增加胃動力，適用於老、中、青三代。

· 對於過分使用 3C 產品、喜歡滑手機、功課及家庭壓力引起的肝氣不舒、眼力減弱、身體虛弱、盜汗、腹脹食少等，都有很好的幫助。

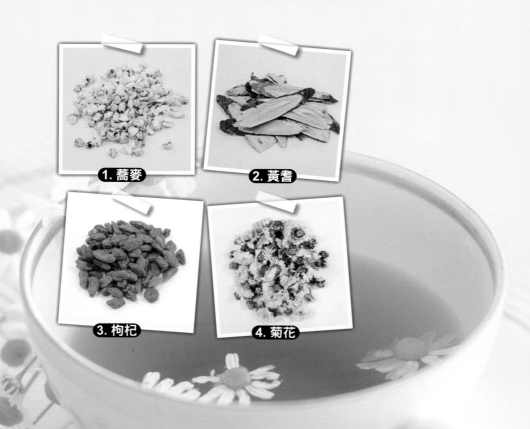

1. 蕎麥

2. 黃耆

3. 枸杞

4. 菊花

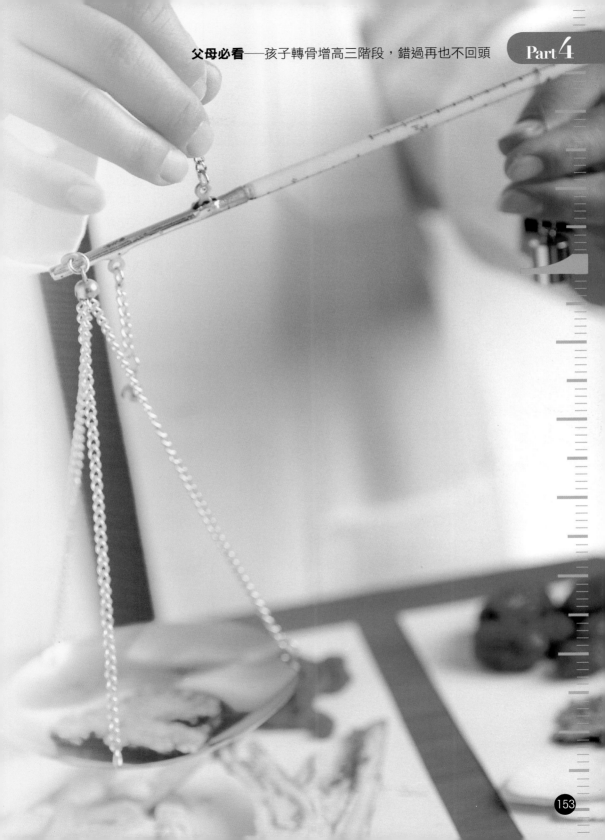

簡易穴位法按摩加強轉骨增高青春期

在轉骨增高醞釀期，除了吃喝與運動，還有一些重要的關鍵穴位可以幫助加強整個轉骨增高的效果。依據個人體質，選擇適合並且符合個人身體需求的各部份穴位，經常刺激、按摩它，可以激勵生長發育所需的各種因子，鼓舞與生長發育相關的內分泌，有效的調理並強化臟腑的功能，振奮五臟六腑的活力，幫助睡眠及食慾，增進肌肉的彈性與耐力，骨骼的堅硬與強度，提升生長與發育。

針對每個穴位的功能作用不同，選擇成長中的你所需要的穴位，每個穴位每天按摩30下，每一次按約3-5秒後放開，如此反覆操作，日久自然可以見到功效。現在我們就一起來看看有哪些穴道可以按吧！

★胸腹部

❶膻中穴

膻中穴位置： 兩個乳房正中點。

膻中穴功能： 中醫說膻中是「氣海」，它上通腦部的經絡，又可以活化心肺氣血的輸運，操控心肺與腦連通的氣脈。也就是說，心肺之氣如果能夠通順暢達，氣血就能夠滋養腦部，和腦下垂體各種生長發育與性徵發展有關的激素是否正常分泌有直接的關係。

膻中穴

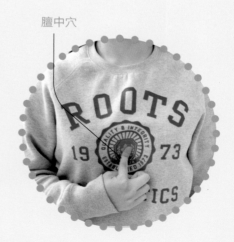

膻中穴適合誰按：

· 平日因為睡眠、飲食、作息顛倒、日夜不分的人。

· 經常喝冷飲的人。

· 運動過猛，傷動心肺氣血、以及骨架歪斜不正，導致胸廓受到壓迫，使心肺氣血鬱滯的人。這些人若經常刺激、按摩膻中穴，都可以獲得治療與改善！

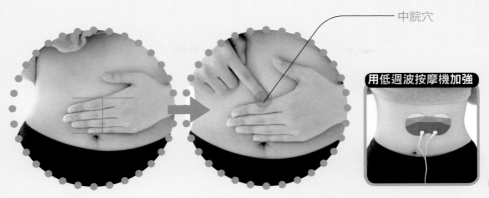

中脘穴

用低週波按摩機加強

❷ 中脘穴

中脘穴位置：　肚臍上面四寸，大約五個指頭寬處。

中脘穴功能：　能夠治療胃腑、大腸腑、小腸腑、膀胱腑等一切腑的疾病，尤其能夠治療胃腑的各種病痛，例如慢性胃腸炎。經常刺激、按摩中脘穴，可以平和地調降胃氣，健胃舒脾。

中脘穴適合誰按：　成長發育中的青少年，如果有食慾不振，或因為緊張壓力而導致腸胃方面的問題，中脘穴將是很好的保健穴位，可以提升腸胃的吸收能力，幫助成長發育。

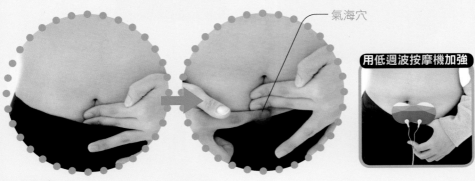

氣海穴

用低週波按摩機加強

❸ 氣海穴

氣海穴位置：　肚臍下方一寸半的位置。

氣海穴功能：　對於消化不良、一吃東西就肚子漲滿、食慾不好、晚上容易尿床、及發育不良的人有很好的治療、提升效果。

第1階段
增高醞釀期

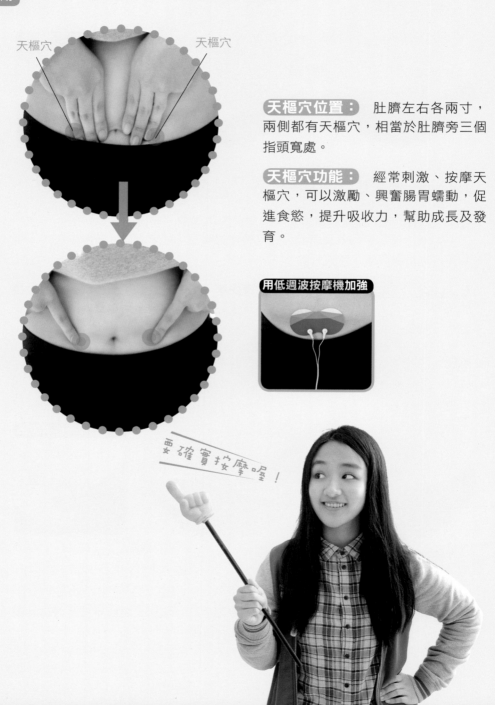

天樞穴　　　　　　　天樞穴

天樞穴位置：　肚臍左右各兩寸，兩側都有天樞穴，相當於肚臍旁三個指頭寬處。

天樞穴功能：　經常刺激、按摩天樞穴，可以激勵、興奮腸胃蠕動，促進食慾，提升吸收力，幫助成長及發育。

用低週波按摩機加強

要確實按摩喔！

顧腎補骨好食譜：
男生女生轉骨增高黃金期食譜

男生專用顧腎補骨好食譜

下廚前請先注意！以下材料均為「一個人」適用的量，如果有更多人要吃，請自行調整材料的量喔！

食譜1. 九層塔頭燉栗子

材料 乾栗子 6 顆、白蘿蔔 200g、雞蛋 1 顆、九層塔頭、含殼草、枸杞各適量。

調味料 鹽少許。

做法 ▶ **Step 1** 以溫水浸泡乾栗子溫水約 20 分鐘，去除栗子背部的殼。

　　　　▶ **Step 2** 將白蘿蔔去皮切塊。

　　　　▶ **Step 3** 整個雞蛋洗乾淨後，HOT PAN 鍋中放入一張打濕的餐巾紙，將蛋連殼放入鍋中待冒煙關小火煮 2 分鐘即可熟成，剝殼備用。

　　　　▶ **Step 4** 將全部的材料放入鍋中，加水煮沸，再以小火燉約 10 分鐘，再放入外鍋續燜煮 15 分鐘加入鹽調味後即可食用。

微微蔡老師小叮嚀：

以上步驟用瑞士 HOT PAN 鍋有水封效果，不用先煮一鍋水再煮水煮蛋，而且烹調時間大大節能，若用其它湯鍋請至少要烹煮 30 分鐘。

工具 瑞士 2L HOT PAN（若無則湯鍋亦可）、節能板（節省瓦斯用，若無亦可）。

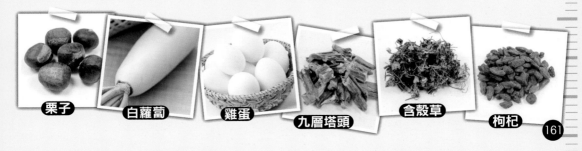

栗子　　白蘿蔔　　雞蛋　　九層塔頭　　含殼草　　枸杞

食譜2. 黑糯米芝麻蛋捲

影片搶先看！
快掃QR code前往
觀賞烹煮示範影片！

材料 黑糯米 1/2 杯、白米 1/2 杯、水 0.8 杯、小張春捲皮 2 張、蛋 2 顆、黑芝麻 1 匙、紅蘿蔔 1/2 條、蘆筍 2 支、玉米筍 6 條。

調味料 白醋 1 匙、白糖 4 匙 鹽少許。

做法 ▶ Step 1 將等量的黑糯米與白米洗淨，放入鍋中煮成黑米飯，待稍冷拌一點白醋及糖。

▶ Step 2 將雞蛋去殼，蛋白與蛋黃加一點點鹽攪打均勻，入鍋煎成蛋皮，切成條狀。

▶ Step 3 將紅蘿蔔切成條狀，和玉米筍及蘆筍一起燙過備用。

▶ Step 4 春捲皮上鋪蛋皮、再將黑米飯平鋪上。接著紅蘿蔔、蘆筍，玉米筍都擺上，再灑上黑芝麻，捲好後，切半即可食用。

微微蔡老師小叮嚀：

瑞士 HOT PAN 烹調黑糯米只要冒煙關小火 8 分鐘，若用快鍋只要 3 分鐘，亦可用電鍋替代則需費時 30 分鐘。

工具 3L HOT PAN、不沾平底鍋。

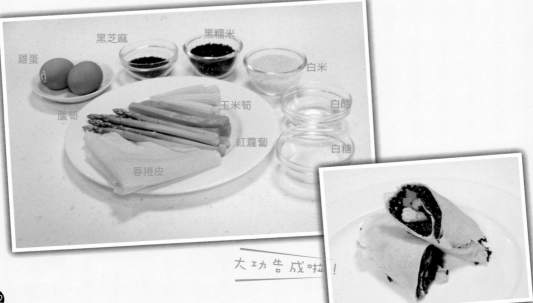

黑芝麻　　黑糯米

雞蛋

白米

玉米筍

白醋

蘆筍

紅蘿蔔

白糖

春捲皮

大功告成啦！

食譜3. 老薑鴿蛋燉湯

影片搶先看！
快掃QR code前往
觀賞烹煮示範影片！

材料 老薑 3 片、鴿蛋 6 顆、猴頭菇 1 朵、杏鮑菇 1 朵、金針菇 60g、玉米 1 支、白蘿蔔 1/3、高麗菜 1/4 顆、凍豆腐 4 塊、黑麻油 2 匙。

調味料 鹽。

做法 ▶ Step 1 用餐巾紙打濕放入鍋子，再放鴿蛋，開火冒煙 2 分鐘後熄火，剝殼備用。
▶ Step 2 杏鮑菇切片，玉米洗淨切段備用。
▶ Step 3 熱鍋麻油跟老薑下鍋爆香，至生薑乾扁後撈起。
▶ Step 4 猴頭菇及杏鮑菇下鍋拌炒至香氣出，呈金黃色。
▶ Step 5 鍋中加水、鴿蛋、白蘿蔔、玉米、高麗菜一同熬煮。
▶ Step 6 鍋中食材煮熟後，最後加入金針菇，適量調味後即可食用。

微微蔡老師小叮嚀：

以上步驟由瑞士 HOT PAN 鍋做示範，煮完可再外鍋中續煮並保溫，並可直接上桌，亦可用炒鍋先爆香再到電鍋烹調，需加多一點水並將煮時延長至 30 分鐘。

工具 3L HOT PAN、節能板（節省瓦斯用，若無亦可）。

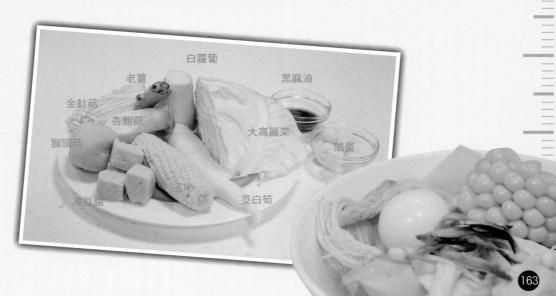

白蘿蔔
老薑
黑麻油
金針菇
杏鮑菇
大高麗菜
猴頭菇
鴿蛋
凍豆腐
玉米
茭白筍

食譜4. 黃豆紫米鍋巴飯

影片搶先看！
快掃QR code前往
觀賞烹煮示範影片！

材料 糙米 1/2 杯、紫米 1/2 杯、燕麥 1/4 杯、黃豆 1/4 杯（約40g）、水 2 杯、料理用番茄乾 2 個、荷蘭豆 60g、黑橄欖 2 顆、百頁結 5 個、九層塔一大把、橄欖油 2 匙。

調味料 鹽適量。

做法 ▶ Step 1 將黃豆先泡水 4 小時，與紫米、燕麥、糙米及水加入鹽，置入小快鍋中，上升兩條線時關小火煮 5 分鐘後熄火。

▶ Step 2 將 HOT PAN 鍋先加入熱油，百頁結煎至黃色先盛出。

▶ Step 3 再放入橄欖油，放入番茄乾、黑橄欖，炒香再放入荷蘭豆，並拌入九層塔，再將雜糧飯放入鍋中用火烤一下即可。

微微蔡老師小叮嚀：

以上步驟以瑞士快鍋烹調，大大提升節能效果，而且口感非常好。若無此工具可放入電鍋煮。黃豆及糙米都要先泡水，黃豆要先用電鍋先煮 30 分鐘再與其它食材一起煮，約煮 40 分鐘。

工具 影片以 3.5L 瑞士 MINI 快鍋示範（若無則電鍋亦可）、節能板（節省瓦斯用，若無亦可）、快易夾。

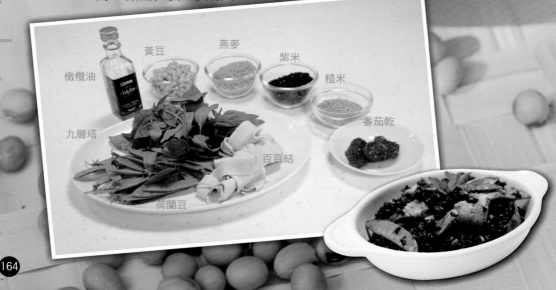

橄欖油　黃豆　燕麥　紫米　糙米　番茄乾　百頁結　九層塔　荷蘭豆

影片搶先看！

快掃QR code前往
觀賞烹煮示範影片！

食譜5. 五色蔬菜

材料　馬鈴薯 150g、青椒 1/4 顆、紅椒 1/4 顆、黃椒 1/4 顆、蘑菇 6 顆、茭白筍 1 支、棗子 2 顆、小番茄 6 顆、南瓜 250g、橄欖油。

調味料　鹽、黑胡椒醬。

做法　▶ Step 1　各色椒類切絲、馬鈴薯切絲，南瓜去皮後切片，蘑菇、茭白筍切片，大棗、小番茄切塊備用。

▶ Step 2　鍋加熱先炒蘑菇，待出水香氣出來再加入橄欖油、馬鈴薯及南瓜和茭白筍，略炒後加入一點水燜一下，再加入其它蔬菜。蓋上鍋蓋，待冒煙就開鍋蓋。

▶ Step 3　加黑胡椒醬入鍋炒香後起鍋。

微微蔡老師小叮嚀：

以上步驟由瑞士 HOT PAN 示範可用食材本身的水份烹飪；亦可使用炒鍋，但要多加一杯水下去燜煮，否則怕燒焦，需多加 5 分鐘燜煮讓食材熟透才行。

工具　3L HOT PAN、節能板（節省瓦斯用，若無亦可）。

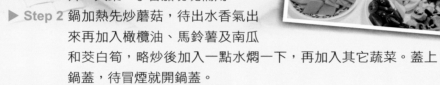

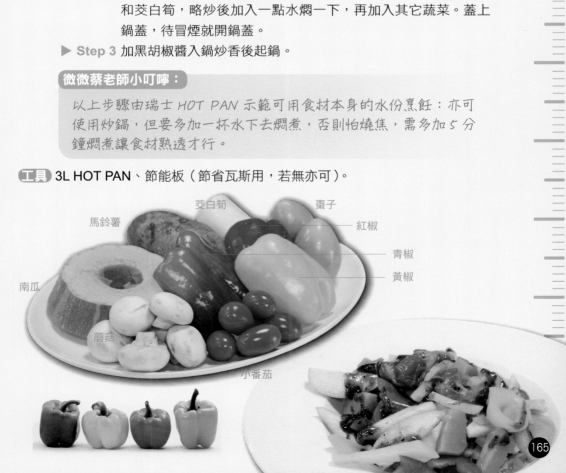

茭白筍　棗子

馬鈴薯

紅椒

青椒

黃椒

南瓜

蘑菇

小番茄

第2階段
增高黃金期

女生專用顧腎補骨豐胸好食譜

下廚前請先注意！以下材料均為「一個人」適用的量，如果有更多人要吃，請自行調整材料的量喔！

影片搶先看！
快掃QR code前往
觀賞烹煮示範影片！

食譜1. 杏仁海參粥

材料 發好的海參 2 條、米 1 杯、茯苓、薏仁、杏仁、百合、水 7 杯。

調味料 鹽。

做法 ▶ Step 1 將所有材料以水清洗過。
　　　 ▶ Step 2 將全部材料一起放入快鍋中，先用中火讓快鍋上升兩條線，立即關小火續煮 3 分鐘，待自然洩壓。
　　　 ▶ Step 3 加鹽調味後，即可食用。

微微蔡老師小叮嚀：

以上步驟需以快鍋烹調，若無此工具可放入電鍋，外鍋水要加到 2 杯，約煮 40 分鐘。

工具 影片以瑞康屋 3.5L 瑞士 MINI 快鍋示範（若無則電鍋亦可）、節能板（節省瓦斯用，若無亦可）。

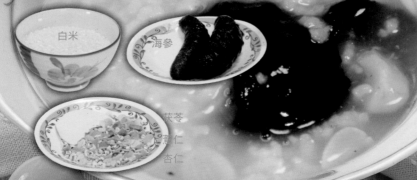

白米

海參

茯苓
薏仁
杏仁

食譜2. 宮保核桃豆腐

材料 豆腐 1 塊、乾香菇 4 朵、乾辣椒 4 支、核桃 50g、香菜 3 株。

調味料 醬油、鹽、糖。

做法
▶ **Step 1** 將核桃放入鍋內，烤至香味出，呈金黃色。
▶ **Step 2** 將乾香菇泡軟，切絲。豆腐切塊。
▶ **Step 3** 油入鍋中加熱，置入香菇，加以爆香，倒入豆腐塊，煎至微金黃，再放入乾辣椒。
▶ **Step 4** 以醬油和糖調味。
▶ **Step 5** 配上香菜和核桃。

微微蔡老師小叮嚀：

以上步驟是用瑞士 HOT PAN 鍋示範，可冨烤箱又炒鍋，一般鍋具不可用來烤否則容易破壞鍋具，需備烤箱再用炒鍋烹調。

工具 瑞士 4.5L HOT PAN（若無則炒鍋亦可）。

OK

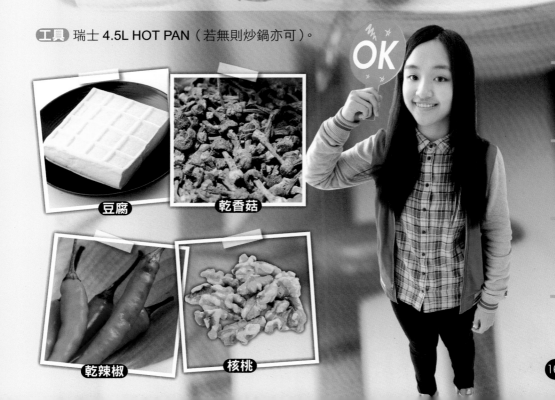

豆腐　乾香菇　乾辣椒　核桃

第2階段 增高黃金期

食譜3. 五色青木瓜絲

材料 青木瓜 1/2、海帶絲 60g、乾黑木耳 2 朵、洋菜絲 60g、紅蘿蔔 1/3 條、白蘿蔔 1/2 條、嫩薑 1/2 條、蒜頭 3 粒。

調味料 鹽、白醋 1 匙、檸檬 1 顆、糖 3 匙、香油適量。

做法 ▶ Step 1 用剪刀將洋菜絲剪成段後，置入水中泡發。乾黑木耳亦泡發切絲，以及海帶絲入鍋只需要 1 湯匙的水川燙備用。

▶ Step 2 青木瓜、白蘿蔔用鹽先抓過後倒掉水

▶ Step 3 紅蘿蔔和嫩薑切成細絲。

▶ Step 4 蒜頭用易拉轉拉碎，將上述調味料拉勻。

▶ Step 5 所有材料加入調味料並攪拌均勻。

微微蔡老師小叮嚀：

以上步驟是用瑞士 HOT PAN 鍋示範，川燙只需一湯匙的水，快又節能，亦可用炒鍋，但要先燒開水再放入食材。另外調味料亦使用易拉轉，只要全放入拉一拉就可拌勻，不用清洗一堆器具，若沒有此工具請準備一個碗將調味料依序切末，取醬料調勻即可。

工具 瑞士 2L HOT PAN（若無則大碗亦可）、易拉轉。

食譜4. 花生栗子燉湯

材料 烤麩 4 塊、大白菜 1/2 顆、芋頭 200g、栗子 6 顆、熟花生 50g、香菇 4 朵、猴頭菇 60g、黃豆芽 60g、人參鬚 20g、紅棗 6 顆。

做法 ▶ Step 1 將大白菜洗淨，紅棗及人參鬚略沖洗。

▶ Step 2 將烤麩切片狀、猴頭菇、香菇頭、芋頭切為塊狀。

▶ Step 3 將白菜鋪入鍋底，其餘材料依序置入鍋中。

▶ Step 4 若用快鍋約上升兩條紅線關小火約 8 分鐘熄火。

微微蔡老師小叮嚀：

以上示範是用瑞士快鍋示範，速度較快，另可用電鍋或其它湯鍋替代，並分次完成，因為花生要先燉煮 40 分鐘後再與其他食材一併燉煮需再燉煮至少 30 分鐘。

工具 3.5L 瑞士 MINI 快鍋（若無則電鍋或湯鍋亦可）、節能板（節省瓦斯用，若無亦可）。

食譜 5. 松子義大利麵

材料 松子 60g、九層塔葉或羅勒 400g、蒜頭 3 粒 起司粉 100g、橄欖油 6 匙、義大利麵 150g、豆乾 2 塊切小丁、番茄 1 顆。

調味料 鹽、義大利綜合香料。

做法 ▶ Step 1 先將松子放進鍋內烤香，呈現金黃色澤。
　　　 ▶ Step 2 將九層塔洗乾淨、番茄切片備用。
　　　 ▶ Step 3 將豆乾丁下鍋煎至金黃。
　　　 ▶ Step 4 將九層塔放入易拉轉中拉碎，橄欖油慢慢加入，續放入一半的松子再加鹽巴、起司粉及義大利香料繼續拉碎，完成青醬汁。
　　　 ▶ Step 5 在麵鍋中將水煮開，放入橄欖油，將義大利麵入鍋煮熟。
　　　 ▶ Step 6 鍋熱後將蒜末入鍋爆香，再將義大利香料續炒香後放入 Step 5 的麵，續炒後拌入青醬。
　　　 ▶ Step 7 以青醬調拌義大利麵，上面灑一層豆乾丁、番茄片、九層塔葉和黑胡椒粒，最後再撒上松子、起司粉增加食物的美觀與風味。

微微蔡老師小叮嚀：

以上步驟是用瑞士 HOT PAN 湯鍋示範，可直接煮麵及當平底鍋來炒麵，其導熱性強可快速烹調，比一般鍋具節省 1/3 的時間；若無此工具亦可用一個煮麵鍋煮麵再用平底鍋炒麵，煮麵時間需看義大利麵外包裝煮食時間增減。

工具 瑞士 4.5L HOT PAN（若無則煮麵鍋 + 炒鍋亦可）、節能板（節省瓦斯用，若無亦可）。

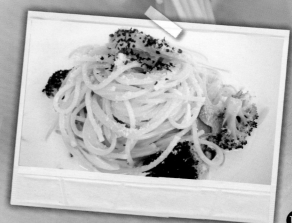

顧腎補骨好湯方：
男生女生轉骨增高黃金期湯方

男生轉骨黃金期所使用的基本中藥材作用

西洋參	補氣、增強記憶、補陽（壯陽）。
當歸	補血活血。
川芎	活血、行氣、去除瘀血。
白芍	養血、柔和肝氣（使肝的陽氣不至於過於高亢）、止痛（例如肝與胃不和諧而引發的胸脹痛、脘腹疼痛）。
熟地	補肝、補血、補虛、強筋壯骨。填充腎中精微營養的物質（例如生成骨髓及卵子所需的精華）。
茯苓	使脾健康運作、增進胃的作用、促進水份代謝、幫助記憶。
白朮	使腸胃消化吸收的功能增強、增強體質、對肝、膽有保護作用。
炙甘草	補益脾胃之氣、增強體質。
杜仲	增強肝、腎的功能、強壯筋骨。
破故紙	補養腎、助長陽氣、保固男生的精與尿不過分流失（避免陽痿、遺精及尿頻）、溫暖脾、防止腹瀉、防止腰與膝蓋受寒而疼痛。
枸杞	補腎精、補血、幫助肝腎增強功能、明目。
黃耆	補氣、補虛、修復肝臟功能。
桂枝	溫暖、暢通四肢的氣血、助長身體的陽氣。
川七	活化身體的血液、止血、消腫止痛。
肉桂	補腎、提升陽氣、保固男生的精與尿避免散失太多（防止遺精及尿頻）。
黑棗	補養肝腎、增強體力與肌力。
續斷	補肝補腎、續骨接筋、強筋壯骨、治療腰膝無力、疼痛、痠軟、治療筋骨所受到的跌打損傷。
肉從蓉	補益腎中的陽氣、填充腎中的精微營養物質與血液。
山藥	補肝、補腎、補脾，三臟同補。
益智仁	溫暖脾、溫通腎、固攝元氣、收澀腎中精微營養的物質，避免流失太過。
龜鹿二仙膠	補骨、補鈣、補膠質。

男生轉骨黃金期中藥湯方

抓藥前請先注意：

　　材料的量依個人體質不同可能略有差異，以下的藥量是個僅供參考的標準，也可至中藥行請專業的藥師依據孩子的體型抓剛好的藥量。加入三碗水熬煮，選擇家中一般飯碗大小的碗即可。熬煮直至水量蒸發、降低為原本一碗的八分滿（約原本水量的四分之一）為止。

中藥飲 1. 黃金溫補長高方

適合誰喝 黃金期身體瘦弱、四肢冰冷的人，幫助溫暖四肢、長高長壯。

材料 西洋參 3 錢、當歸 3 錢、川芎 3 錢、白芍 3 錢、熟地 3 錢、茯苓 3 錢、白朮 3 錢、炙甘草 3 錢、杜仲 2 錢、破故紙 3 錢、枸杞 2 錢、黃耆 6 錢、桂枝 2 錢、川七 2 錢、肉桂 2 錢、黑棗 10 顆

功能 增強消化吸收能力、補氣補血、清除瘀滯、活化氣血、填充腎中精微營養的物質（例如生成骨髓及精子所需的精華）、強壯筋骨、保固男生的精與尿避免散失太多。

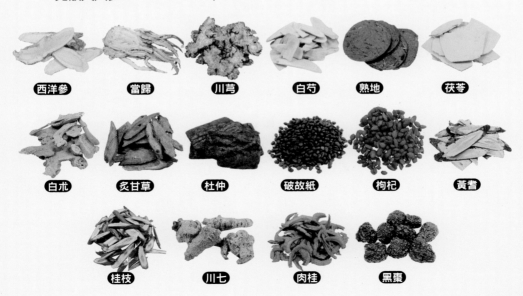

西洋參　　當歸　　川芎　　白芍　　熟地　　茯苓

白朮　　炙甘草　　杜仲　　破故紙　　枸杞　　黃耆

桂枝　　川七　　肉桂　　黑棗

第2階段
增高黃金期

中藥飲2. **黃金益智長高方**

適合誰喝 黃金期記憶不好的人、反應慢的人,用來補腦、提升智力、加強記憶及長高。

材料 續斷2錢、杜仲2錢、肉從蓉2錢、山藥、黨參3錢、白朮3錢、川芎2錢、川七2錢、當歸3錢、黃耆6錢、益智仁、遠志1.5錢、枸杞2錢、紅棗10顆

功能 強健脾胃、補肝腎、活化血循環、強壯筋骨、幫助長高。

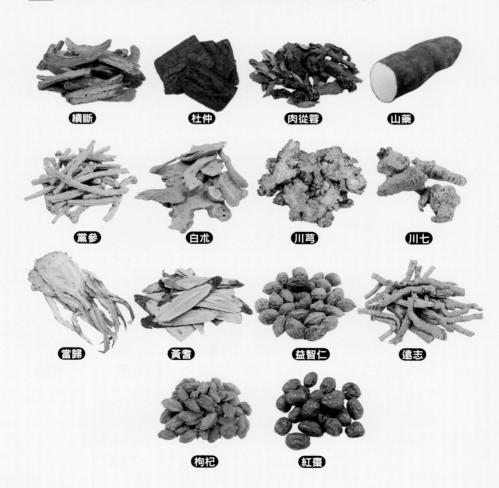

續斷　　杜仲　　肉從蓉　　山藥

黨參　　白朮　　川芎　　川七

當歸　　黃耆　　益智仁　　遠志

枸杞　　紅棗

中藥飲 **3.** # 黃金強骨長高方

適合誰喝 有強化補骨、補鈣、長高的作用，適合長高速度緩慢的人。

材料 龜鹿二仙膠3錢、山藥2錢、當歸3錢、川芎2錢、桂枝2錢、茯苓3錢、炙甘草3錢、黃耆6錢、麥冬2錢、川七2錢、桃仁2錢、蓮子2錢、杜仲2錢、枸杞2錢

功能 補鈣補骨補髓、清除瘀滯、活化氣血、補氣養血、幫助長高。

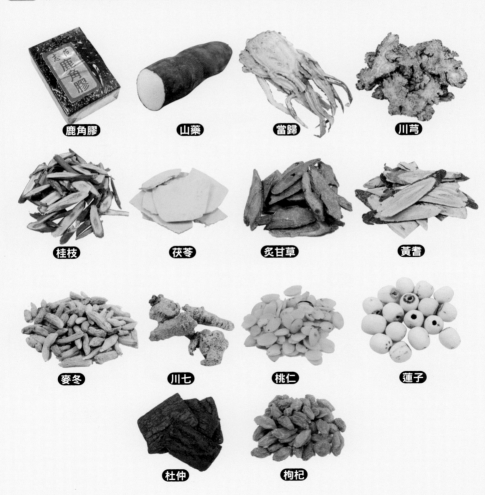

鹿角膠　　　山藥　　　當歸　　　川芎

桂枝　　　茯苓　　　炙甘草　　　黃耆

麥冬　　　川七　　　桃仁　　　蓮子

杜仲　　　枸杞

中藥飲4. 黃金活血補腎長高方

適合誰喝 成長過程中有跌打損傷、車禍、摔傷、身體、骨節疼痛適用的長高方。

材料 人參3錢、川七2錢、續斷2錢、桂枝2錢、枸杞2錢、茯苓3錢、炙甘草3錢、芡實2錢、黃精2錢、核桃10顆、黑棗10顆、紅椿根3錢、紅刺蔥3錢

功能 大補元氣、補養助益肝腎的功能、補養一身的陽氣、幫助長高。

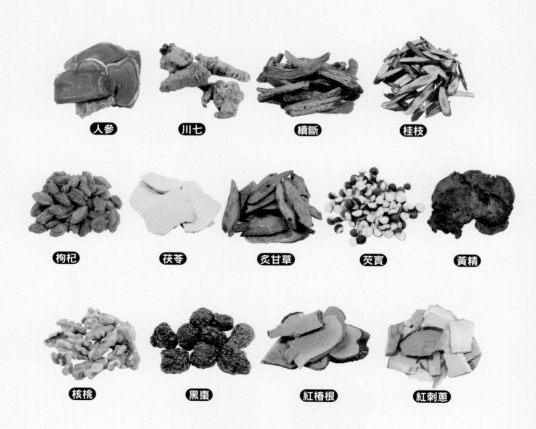

人參　　　川七　　　續斷　　　桂枝

枸杞　　茯苓　　炙甘草　　芡實　　黃精

核桃　　　黑棗　　　紅椿根　　紅刺蔥

中藥飲5. 黃金化瘀補腎安神方

適合誰喝 適合用腦過度、睡眠品質不好、容易感冒的人，以及成長過程中有跌打損傷、車禍、摔傷、身體或骨節疼痛的人，幫助補腎、長高。

材料 杜仲2錢、芡實2錢、淮山藥2錢、川七2錢、牡蠣2錢、蓮鬚2錢、金櫻子3錢、桃仁2錢、薏仁3錢、遠志2錢、石斛2錢、甘草3錢、紅棗10顆、鎖陽2錢、小茴1錢、茯神2錢、西洋參3錢、紅花1錢、含殼草5錢

功能 補腎、壯陽、消除氣血瘀滯、補鈣、補養氣血、幫助長高。

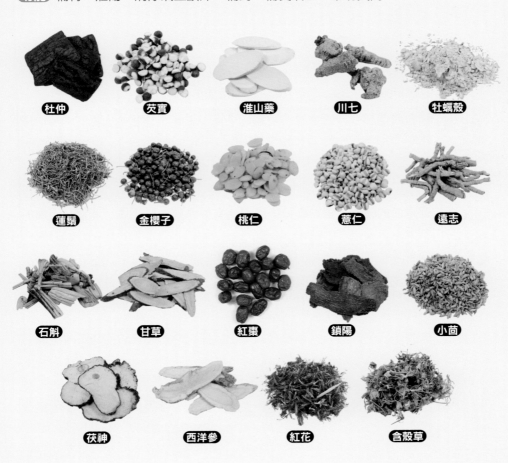

杜仲　　芡實　　淮山藥　　川七　　牡蠣殼

蓮鬚　　金櫻子　　桃仁　　薏仁　　遠志

石斛　　甘草　　紅棗　　鎖陽　　小茴

茯神　　西洋參　　紅花　　含殼草

女生轉骨黃金期所使用的基本中藥材作用

西洋參	補氣、增強記憶。
當歸	補血，活血，調經，止痛。
川芎	活血、行氣、去除瘀血。可以用來治療月經不順、月經疼痛、月經不來。
白芍	養血、柔和肝氣（使肝的陽氣不至於過於高亢，引發怒氣或致病）、止痛（例如脘腹疼痛或月經導致的下腹疼痛）。
熟地	補肝、補血、補虛、強筋壯骨。填充腎中精微營養的物質（例如生成骨髓及精子所需的精華）。
茯苓	使脾胃消化吸收及輸運、代謝水分的功能健康運作、增強記憶。
白朮	強化腸胃、肝膽的功能，幫助消化與吸收。
炙甘草	使脾胃之氣獲得補養、增加抵抗力及免疫力。
杜仲	補養肝與腎、強壯筋骨，避免肢體痿弱。
破故紙	補養腎並加強腎的功能、增強腎主骨、生髓、及幫助生殖的功能、使脾溫暖、防止腹瀉、防止腰與膝蓋受寒而疼痛。
枸杞	補血、幫助肝與腎的功能、使眼睛明亮健康。
桂枝	溫暖四肢、使身體氣血暢通、減少四肢冰冷的問題。
川七	促進血的循環、對於跌打後的損傷有暢通瘀血、止血、消腫、止痛的功能。
紅棗	補養脾胃氣血。
青木瓜	尚未成熟的木瓜富含有蛋白酶（酵素），可以幫助蛋白質分解吸收、酵素可以促進消化吸收功能、幫助發育、幫助激素分泌、對女性所需要的荷爾蒙有很好的調節作用。
九層塔根	芳香走竄全身氣血、強化胃的消化功能、使血液活絡並通行無阻礙、幫助生長發育。
山藥	補養肝脾腎、增進生成女性雌激素、荷爾蒙所需要的營養。
益智仁	補養腎對女性的功能（主骨、生髓、補腦、保固女性生殖所需的精微營養）。

女生轉骨黃金期中藥湯方

抓藥前請先注意：

材料的量依個人體質不同可能略有差異，以下的藥量是個僅供參考的標準，也可至中藥行請專業的藥師依據孩子的體型抓剛好的藥量。加入三碗水熬煮，選擇家中一般飯碗大小的碗即可。熬煮直至水量蒸發、降低為原本一碗的八分滿（約原本水量的四分之一）為止。

中藥飲 1. 黃金溫陽長高豐胸方

適合誰喝 身體瘦弱、四肢冰冷的人，幫助溫暖四肢、長高長壯、豐胸。

材料 西洋參 2 錢、當歸 3 錢、川芎 3 錢、白芍 3 錢、熟地、茯苓、白朮 3 錢、炙甘草 3 錢、川七 2 錢、杜仲 2 錢、破故紙、青木瓜、枸杞 2 錢、桂枝 3 錢、紅棗 10 顆

功能 增強身體消化吸收的能力、補氣血、活血化瘀、填充腎中精微營養的物質（例如生成卵子及骨髓所需的精華）、強筋骨、壯脊骨、幫助長高、強化女性性徵、豐胸。

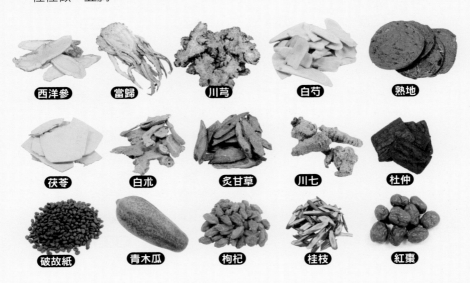

西洋參　當歸　川芎　白芍　熟地

茯苓　白朮　炙甘草　川七　杜仲

破故紙　青木瓜　枸杞　桂枝　紅棗

第**2**階段
增高黃金期

中藥飲**2.** 黃金調經長高豐胸方

適合誰喝 月經不順、經血少、發育不良者適用的長高豐胸方。

材料 人參３錢、川七２錢、續斷、桂枝２錢、枸杞２錢、茯苓３錢、甘草３錢、當歸３錢、川芎３錢、白芍３錢、熟地３錢 、黃耆６錢、木瓜、紅棗、紅椿根

功能 大補成長所需的元氣、強化轉骨期的肝腎功能、補養女生月經及成長所需要代謝利用的血液、幫助長高、豐胸。

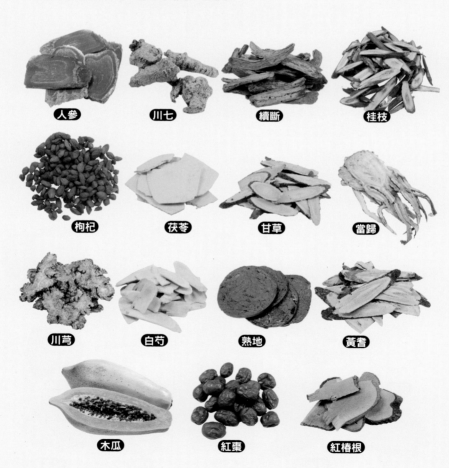

人參　　川七　　續斷　　桂枝

枸杞　　茯苓　　甘草　　當歸

川芎　　白芍　　熟地　　黃耆

木瓜　　紅棗　　紅椿根

中藥飲 **3.** 黃金魅力豐胸方

適合誰喝 想強化雌激素、豐胸、增長女性魅力者。

材料 當歸 3 錢、川芎 3 錢、熟地 3 錢、白芍 3 錢、紅花、淮山藥 2 錢、茯苓 3 錢、女貞子 2 錢、菟絲子 2 錢、生薑 5 片、九層塔根 3 錢

功能 補養肝腎對女性的功能（包括生血、生髓、長骨、增強女性的生殖系統）、強化胃的消化功能、去除身體氣血的瘀滯、使血液活絡並通行無阻礙、幫助生長發育。

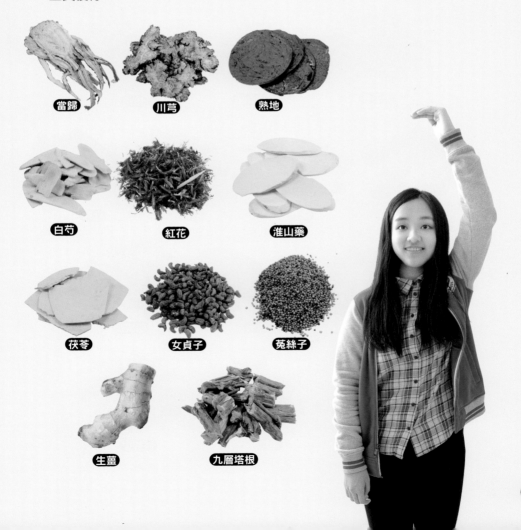

當歸　川芎　熟地

白芍　紅花　淮山藥

茯苓　女貞子　菟絲子

生薑　九層塔根

中藥飲4. **黃金益智長高豐胸方**

適合誰喝 想要補血補腎、補腦益智的人。

材料 太子參3錢、西洋參3錢、核桃10顆、栗子10顆、黃耆6錢、白朮3錢、杜仲3錢、枸杞、山藥2錢、山茱萸2錢、芡實2錢、遠志2錢、益智仁2錢

功能 補益氣血、補腎、補腦、聰明、益智、幫助長高。

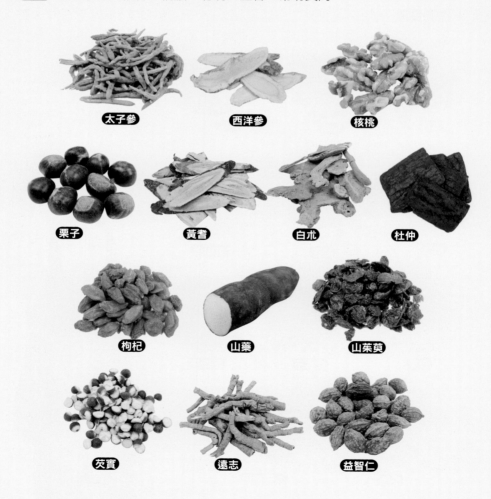

太子參

西洋參

核桃

栗子

黃耆

白朮

杜仲

枸杞

山藥

山茱萸

芡實

遠志

益智仁

中藥飲 5. 黃金強骨補腎豐胸方

適合誰喝 需要強化補骨、補鈣、豐胸並長高者。

材料 黨參 3 錢、白朮 3 錢、茯苓 3 錢、炙甘草 3 錢、白芍 3 錢、當歸 3 錢、川芎 3 錢、熟地 3 錢、黃耆 6 錢、桂枝 2 錢、川牛七 3 錢、木瓜 1 條、牛膝 2 錢、骨碎補 2 錢、桔梗 2 錢、菟絲子 2 錢、威靈仙 2 錢、巴戟天 2 錢、陳皮 2 錢、半夏 2 錢

功能 補氣健脾、增強腎的功能（主骨、生髓、促進腦部發育、健全女性生殖系統、活血化瘀、強化女性性徵）、幫助長高、豐胸。

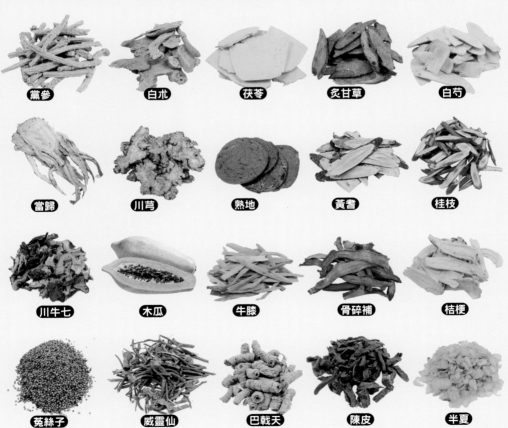

黨參	白朮	茯苓	炙甘草	白芍
當歸	川芎	熟地	黃耆	桂枝
川牛七	木瓜	牛膝	骨碎補	桔梗
菟絲子	威靈仙	巴戟天	陳皮	半夏

簡易穴位法按摩刺激生長板成長

　　適合轉骨增高第二階段的青少年按的穴位有很多，尤其在足部、腿部更是。建議處於第二階段的各位，可以按以下這些穴位來刺激身高成長。

★頭頸部

❶百會穴

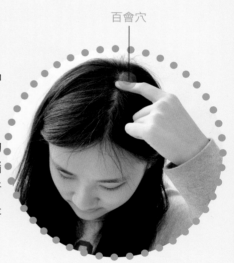

百會穴

百會穴位置： 兩耳耳尖連線的中點，及頭部前後正中線，取兩條連線的交點，微有下陷處，即為百會穴，相當於頭部中心點的位置。

百會穴功能： 經常按摩、刺激百會穴，可以促進腦部的血液循環，使腦部細胞的發育更為活絡，並促進智力發展，增益腦力、元氣及記憶，同時可以加強腦部的新陳代謝，增加思維的清晰度。它同時也是補腎穴位，可以達到增長身高的功效。

❷率谷穴

率谷穴位置： 耳部最頂端（尖直）上面3個指頭高，也就是從耳尖直入髮際1.5寸處。

率谷穴功能： 以口咬嚼食物時，這個穴位會受到咀嚼的引動。經常刺激、按摩率谷穴，有平抑肝的戾氣、消除肝的內風、疏通與活化經絡氣血的作用，用來治療眩暈、偏頭痛等，治療神經方面的問題也是常選穴位，例如三叉神經痛。對於中風後遺症之一的顏面神經麻痺很有療效。此外，也用來配合其它穴位，治療精神方面的問題。

率谷穴適合誰按： 對於成長中的青少年，它也是幫助頭部發育、智力發展的重要穴位。

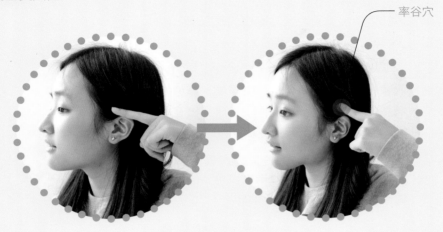

率谷穴

❸ 風池穴

風池穴位置： 可以在頭枕骨下方先找出頸後兩條特別突出的肌肉，一條叫胸鎖乳突肌，一條叫斜方肌。兩條肌肉中間最上端，正當頸後、枕骨下方，可以摸到凹陷處，就是風池穴。

風池穴功能： 按摩風池穴，可以暢通頭部、面部、頸部氣血，消除感冒、頭痛、頸部痠痛，使氣血營養可以上輸頭面部，幫助腦部發育及智力發展。

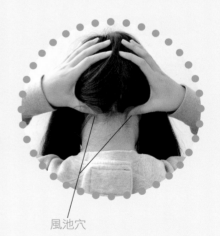

風池穴

風池穴適合誰按：

‧成長中的青少年經常整天讀書、打電腦、滑手機，容易造成頸部壓力、肩頸痠痛、全身血液循環不良等問題，建議可按摩風池穴幫助氣血暢通。

‧月經來潮時容易面部浮腫的女性。

‧氣血虛弱的孩子經常反覆受寒、受熱、感冒不癒、頭痛等，氣血需要經常刺激。

❹ **大椎穴**

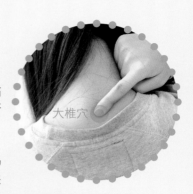

大椎穴

大椎穴位置： 頸後椎骨第七頸椎隆起高點下方的凹陷中，低頭時可見最高的隆起處，所以叫「大椎」，可謂穴如其名。

大椎穴功能： 古時候稱它為「百勞」，因為經常刺激、按摩大椎，可以升發陽氣、補虛益氣、增加免疫力，健腦寧神。現代研究出它是「補鈣」、強化骨骼的穴位。

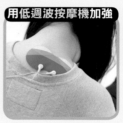

用低週波按摩機加強

大椎穴適合誰按： 對於身體虛弱、寒冷的人是很好的補益穴位，也用來退燒、治療感冒、肩背痛、頭痛及咳嗽、氣喘等。

★胸腹部

❶ **中脘穴**

中脘穴位置： 肚臍上面四寸，大約五個指頭寬處。

中脘穴功能： 能夠治療胃腑、大腸腑、小腸腑、膀胱腑等一切腑的疾病，尤其能夠治療胃腑的各種病痛，例如慢性胃腸炎。經常刺激、按摩中脘穴，可以平和地調降胃氣，健胃舒脾。

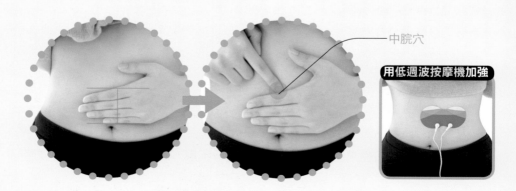

中脘穴

用低週波按摩機加強

中脘穴適合誰按： 成長發育中的青少年，如果有食慾不振，或因為緊張壓力而導致腸胃方面的問題，中脘穴將是很好的保健穴位，可以提升腸胃的吸收能力，幫助成長發育。

② 氣海穴

氣海穴位置： 肚臍下方一吋半的位置。

氣海穴功能： 對於消化不良、一吃東西就肚子漲滿、食慾不好、晚上容易尿床、及發育不良的人有很好的治療、提升效果。

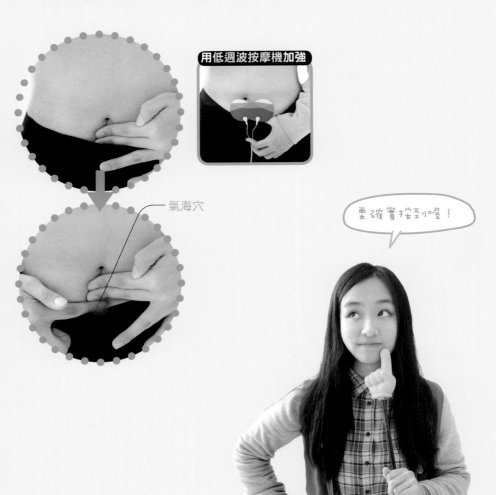

用低週波按摩機加強

氣海穴

要確實按到喔！

★腿足部

❶血海穴

血海穴位置： 位於大腿的內側面，把手掌心的位置定在膝蓋骨上面，五個手指頭很自然地放鬆，不要刻意併攏或撐開，這時候大拇指尖所指的位置就是血海穴。

血海穴功能： 經常刺激、按摩它，可以幫助脾這條經脈的氣血充盈，因為中醫認為脾的運動是轉化食物營養，化生出氣血的原動力，人體所需要的氣血才不至於缺乏，而血海就有助長脾的氣血的功效。一旦血源充足無虞，婦女的痛經和月經不來等問題就不會發生了，所以它是幫助女性初經正常穩定來潮的重要穴位，同時也是保證成長發育中的青少年氣血來源不缺乏的重要關鍵。

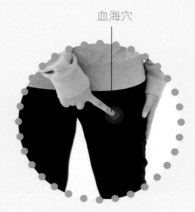

血海穴

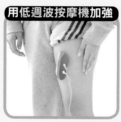

用低週波按摩機加強

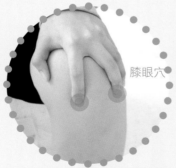

膝眼穴

用低週波按摩機加強

❷膝眼穴

膝眼穴位置： 把膝蓋彎曲，位於髕骨下方，兩側各有一個凹陷之處，可以分為內、外兩個膝眼，所以左右兩腿一共有四個膝眼，也就是四個穴位，底下有髕下支隱神經、膝下內、外關節支，屬於脛總神經及腓總神經，以及膝關節所屬的動脈與靜脈網群。

膝眼穴功能： 可以用來刺激生長板，並緩解生長痛，同時，也可以用來治療膝蓋、腿骨、雙腳、關節，以及周邊軟組織的發炎發疼痛。

❸ 足三里

足三里位置： 位於上面所提的「外膝眼」下約四個指頭（3寸），距離脛骨前高處約一個指頭寬。

足三里功能： 它是胃經氣血循環中最重要的一個穴位，經常刺激、按摩足三里，可以健胃、補脾、促進腸胃功能、調理人體脾胃氣血、增強腸胃吸收力、促進人體把食物營養化生成氣血、幫助體力恢復、解除身體的疲憊感，並幫助人體長高。它又可以稱為人體的強壯要穴、長壽穴，自古以來，想延年益壽的人，都知道要經常按摩、刺激足三里。

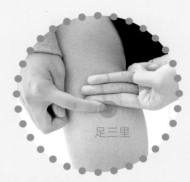
足三里

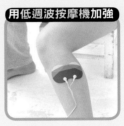
用低週波按摩機加強

❹ 陽陵泉

陽陵泉位置： 膝蓋外側小腿上，正當腓骨小頭前下方，大約兩個指頭（1寸）處。

陽陵泉功能： 經常刺激、按摩陽陵泉，可以疏暢、開泄肝膽之氣、清除身體肝膽的濕熱、舒展筋骨並強健膝骨。也可以利用來治療兩腿的各種疼痛、緩解生長性的疼痛，提高成長發育，並幫助長高。

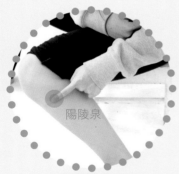
陽陵泉

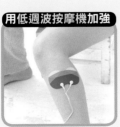
用低週波按摩機加強

❺ 委中穴

委中穴位置： 位於膝彎處，在膝部膕橫紋最中間那一點，也就是股二頭肌的肌腱，與半腱肌的肌腱，兩條肌腱中間的陷落處。

委中穴功能： 經常刺激、按摩委中穴，可以強壯腰部、膝關節和腿骨，所以古人才會說「腰膝委中求」，它可以治療腰痛、膝痛、腿骨痛，幫助腰腿活動、伸展、扭擺，緩解生長痛及幫助長高。

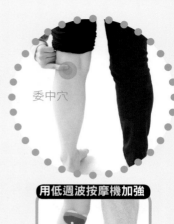

用低週波按摩機加強

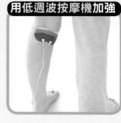

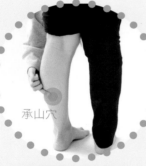

用低週波按摩機加強

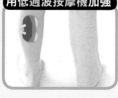

❻ 承山穴

承山穴位置： 在小腿後面正中線上，腓腸肌這條肌肉束最下方的尖端凹陷處。

承山穴功能： 經常刺激、按摩承山穴，可以促進腿部肌肉發達，運動後按摩承山穴，可以緩解腿部肌肉緊張，同時緩解生長性的疼痛，對成長中的青少年特別有幫助。

❼ 懸鐘穴

懸鐘穴位置： 在外踝高點尖上面四個指頭寬（3寸），在腓骨前緣，別名絕骨穴。

懸鐘穴功能： 經常刺激、按摩懸鍾穴，可以補骨、養精、生髓，幫助骨骼的修復，刺激生長。

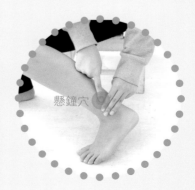

❽ 解谿穴

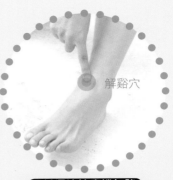

解谿穴

解谿穴位置：　足部踝關節上面那一條橫紋的中間點上，正好位於拇長、趾長兩條伸肌腱的中間凹陷。

解谿穴功能：　經常刺激、按摩解谿穴，可以激勵生長板，是很好的長高穴。它同時也能夠用來治療腳腕的疼痛及兩腳的疼痛，並可以化除胸中長久的鬱悶，把鬱熱之氣引到人體的下方代謝出去，所以能夠治療身體上半部的熱症，包括眼睛紅、眼睛痛、心煩、牙痛、頭痛及暈眩。

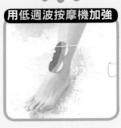

用低週波按摩機加強

❾ 三陰交

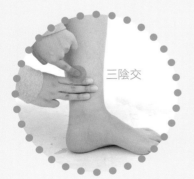

三陰交

三陰交位置：　位於足內踝最高點往上四個指頭寬（3寸）的地方。

三陰交功能：　三陰交位在肝、脾、腎三條屬陰的經脈循行交會處，因而命名。經常按摩、刺激三陰交，可以使脾化生營養為氣血的運動健旺，水分的代謝正常，自然不會因為糞便中的水份過多而腹瀉，這是它滋養陰的。它還可以調補肝的氣血，使經血順暢充盈，女性就不會因為月經不順而痛苦。

三陰交適合誰按：　成長中的女孩，由於卵巢功能尚未健全，月經提早、延後或不定期而至，引發程度不同的疼痛，成為每月生活中很大的困擾，而三陰交調經止痛及治療婦女疾病的功能，使它成為女性至寶。

⑩ 太衝穴

太衝穴位置： 位於腳背，在腳的大拇趾和第二個腳趾之間骨的結合處上方的凹陷中。

太衝穴功能： 經常刺激、按摩太衝穴，可以疏暢條達肝氣、調理肝經氣血。

太衝穴適合誰按：

・對於男孩功課、家庭、感情及生活壓力引起的情緒不穩，具有安定的作用。

・對女性而言，疏暢條達肝氣、調理肝經氣血，除了改善情緒問題，還有助於調理月經，解決生理期的疼痛。同時，它也是幫助長高的穴位。

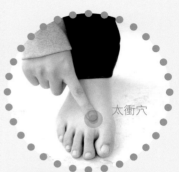

太衝穴

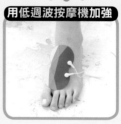

用低週波按摩機加強

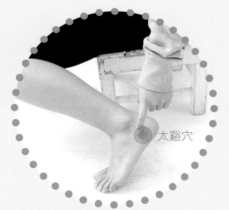

太谿穴

用低週波按摩機加強

⑪ 太谿穴

太谿穴位置： 在足內踝高點與腳跟跟腱之間的凹陷處。

太谿穴功能： 經常刺激、按摩太谿穴，可以幫助長高，對於青少年各種壓力及過度泄精引起的引起的目眩、耳鳴、月經問題、頭痛、失眠、遺精、小便頻數、腰脊痛、下半身及下肢寒冷、健忘等，都有很好的改善功效。

⑫ 足根點

足根點位置：　足根點位於腳底前三分之二處。

足根點功能：　經常刺激、按摩足根點，可以加強腿部的氣血，促進腿部的循環與代謝，激勵生長發育，幫助長高，對於功課壓力、生活煩惱引起的睡眠障礙，足根點還可以安定神經，幫助睡眠。

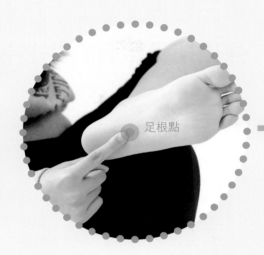

足根點

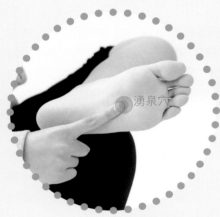

湧泉穴

⑬ 湧泉穴

湧泉穴位置：　將整個腳趾頭用力拗緊，呈彎曲狀，腳底前三分之一處會出現一個凹陷，那個地方就是湧泉穴。

湧泉穴功能：　它是腎經氣血循環線上一個十分重要的穴位，經常按摩、刺激湧泉穴，可以補腎，讓腎的經脈氣血充沛，達到強腎壯腎的目的，並刺激分泌生長激素。中醫認為「腎主骨、生髓、腦為髓之海」，所以，當腎的氣血充盈，骨幹、骨髓及腦部都會生長發育得很健全。

用低週波按摩機加強

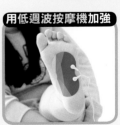

第三階段 轉骨增高補強期
強化補骨；骨質生長補強的成長期

轉骨補強期提升效果之強化補骨的原因

　　進入補強期後，男生依舊需要補腎、益陽、壯骨、長高；女生依舊要補血、益腎、長高、豐胸，前提並未改變。但是到了補強期，男生已經變聲超過2年，女生的月經也已經來潮2年以上，這個時期如果家長或孩子本身對自己長高及胸部發育的程度還不夠滿意，那麼在中藥的使用上，除了必須針對男女生不同的需求，繼續加強上述所說補養外，最重要的是加強身體的活血化瘀！

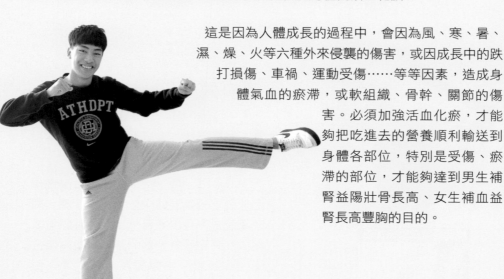

　　這是因為人體成長的過程中，會因為風、寒、暑、濕、燥、火等六種外來侵襲的傷害，或因成長中的跌打損傷、車禍、運動受傷……等等因素，造成身體氣血的瘀滯，或軟組織、骨幹、關節的傷害。必須加強活血化瘀，才能夠把吃進去的營養順利輸送到身體各部位，特別是受傷、瘀滯的部位，才能夠達到男生補腎益陽壯骨長高、女生補血益腎長高豐胸的目的。

食譜5. 黃精五色蔬

材料 黃精、馬鈴薯 1 個、青椒 1/4 個、紅椒 1/4 個、黃椒 1/4 個、蘑菇 6 顆、茭白筍 1 支、棗子 2 個、小番茄 6 個、南瓜 200g、核桃仁 50g、橄欖油。

調味料 鹽。

做法 ▶ Step 1 黃精洗淨，泡在少量的水中，約 30 分鐘。

▶ Step 2 將黃精切成細小的片塊。

▶ Step 3 各色椒類切絲，馬鈴薯去皮後切塊，蘑菇、茭白筍切片，紅棗、小番茄切塊備用。

▶ Step 4 將南瓜塊、茭白筍燙後備用。

▶ Step 5 鍋中加入橄欖油、蘑菇、馬鈴薯、黃精炒香。

▶ Step 6 將南瓜塊、茭白筍、各色椒類、小番茄、紅棗在鍋中拌勻，裝盤。

▶ Step 7 核桃仁放入鍋中小火烤至金黃色，取出，灑在煮好的黃精五色蔬菜盤上，即可食用。

微微蔡老師小叮嚀：

以上步驟由瑞士 HOT PAN 示範，可用蔬果本身的水份烹飪；亦可使用炒鍋，但要多加一杯水以便燜煮，否則怕燒焦，需多加 5 分鐘燜煮讓食材熟透才行。

工具 瑞士 3L HOT PAN（若無則炒鍋亦可）。

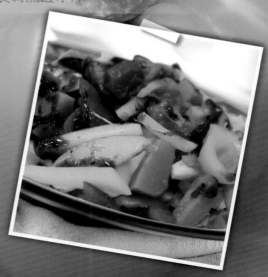

女生專用增高豐胸補強期食譜

下廚前請先注意！以下材料均為「一個人」適用的量，如果有更多人要吃，請自行調整材料的量喔！

食譜1. 山藥五穀飯

材料 山藥 300g、有機五穀 1 杯（大米、黑米、糙米、大麥、小麥）、水 1.2 杯

調味料 鹽、黑胡椒、醬油膏。

做法 ▶ Step 1 山藥洗淨，切成丁。
　　　 ▶ Step 2 五穀米洗淨後瀝乾。
　　　 ▶ Step 3 快鍋中倒入橄欖油加熱，將洗好的五穀米入鍋拌炒後加上調味料並加水。
　　　 ▶ Step 4 上面鋪上切好的山藥一起煮至上升兩條紅線，只要 5 分鐘。
　　　 ▶ Step 5 將五穀米與山藥丁放入電鍋中，按正常煮飯的水量加入適量水，加入 1 小勺橄欖油。待山藥五穀飯煮熟後即可食用。

微微蔡老師小叮嚀：

以上步驟以瑞士快鍋烹調，不用泡水只要 5 分鐘。若用電鍋要先泡水 2 小時再煮 30 分鐘後再將山藥放入續煮 20 分鐘。

工具 瑞士 3.5L HOT PAN（若無則電鍋亦可）

食譜2. 杏仁核桃義大利麵

影片搶先看！
快掃QR code前往
觀賞烹煮示範影片！

材料 杏仁片 60g、核桃 60g、九層塔葉 400g、起司粉 100G、橄欖油 6 匙、義大利麵 150g、豆乾 2 塊切小丁、番茄 1 顆、蒜頭 3 顆。

調味料 鹽、義大利綜合香料。

做法 ▶ Step 1 先將杏仁片、核桃放入鍋具內小火烤至香味出，呈現金黃色澤。

▶ Step 2 將九層塔洗乾淨、番茄切片備用。

▶ Step 3 將豆乾丁下鍋煎至金黃。

▶ Step 4 將九層塔放入易拉轉中拉碎，橄欖油慢慢加入，放入一半的杏仁片及核桃，再加鹽巴、起司粉及義大利香料繼續拉碎，完成青醬汁。

▶ Step 5 煮麵鍋中將水煮開放入橄欖油，將義大利麵入鍋煮熟。

▶ Step 6 鍋熱將蒜末入鍋爆香，將義大利香料續炒香後，再放入 Step 5 的麵，拌入青醬。

▶ Step 7 以青醬調拌義大利麵，上面灑一層豆乾丁、番茄片、九層塔葉和黑胡椒粒，最後再撒上核桃及杏仁片、起司粉增加食物的美觀與風味。

微微蔡老師小叮嚀：

以上步驟是用瑞士 HOT PAN 湯鍋示範，可直接煮麵及當平底鍋來炒麵，其導熱性強可快速烹調，比一般鍋具節省 1/3 的時間，若無此工具亦可用一個煮麵鍋煮麵再用平底鍋炒麵，煮麵時間需看義大利麵外包裝煮食時間增減。

工具 煮麵鍋 3L HOT PAN、節能板（節省瓦斯用，若無亦可）、快易夾。

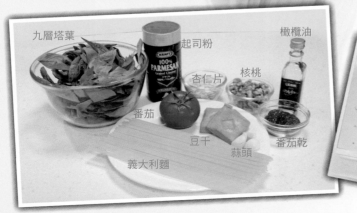

九層塔葉　橄欖油　起司粉　杏仁片　核桃　番茄　豆干　蒜頭　番茄乾　義大利麵

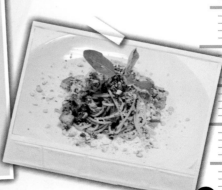

第3階段 增高補強期

食譜3. 宮保花生芝麻豆腐

材料 花生、芝麻（白色與黑色二種）、豆腐 1 塊、乾香菇 3 朵、乾辣椒 4 支、香菜。

調味料 醬油、鹽、糖。

做法
▶ **Step 1** 將花生、芝麻放入鍋中，烤至香味出。
▶ **Step 2** 將乾香菇泡軟，切絲。豆腐切塊。
▶ **Step 3** 油入鍋中加熱入豆腐塊，煎至微金黃，再置入香菇，加以爆香，再放入乾辣椒。
▶ **Step 4** 以醬油和糖調味。
▶ **Step 5** 盛盤後配上香菜和花生、芝麻。

微微蔡老師小叮嚀：

以上步驟是用瑞士 HOT PAN 鍋示範，可當烤箱及炒鍋，一般鍋具不可用來烤否則容易破壞鍋具，需備烤箱再用炒鍋烹調。

工具 4.5L hot pan。

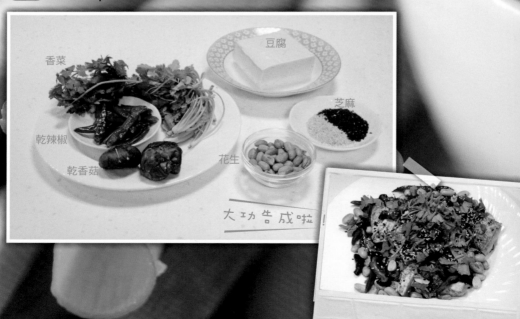

女生轉骨補強期所使用之增強功效的中藥作用

破故紙	補養腎、助長陽氣、保固男生的精與尿不過分流失（避免陽痿、遺精及尿頻）溫暖脾、防止腹瀉、防止腰與膝蓋受寒而疼痛。
熟地	補肝、補血、補虛、強筋壯骨。填充腎中精微營養的物質（例如生成骨髓及精子所需的精華）。
杜仲	補養肝與腎、強壯筋骨，避免肢體痿弱。
川七	促進血的循環、對於跌打後的損傷有暢通瘀血、止血、消腫、止痛的功能。
青木瓜	尚未成熟的木瓜富含有蛋白酶（酵素），可以幫助蛋白質分解吸收、酵素可以促進消化吸收功能、幫助發育、幫助激素分泌、對女性所需要的荷爾蒙有很好的調節作用。
山藥	補養肝脾腎、增進生成女性雌激素、荷爾蒙所需要的營養。
益智仁	補養腎對女性的功能（主骨、生髓、補腦、保固女性生殖所需的精微營養）。
西洋參	補氣、增強記憶、補陽（壯陽）。
當歸	補血活血。
金櫻子	強肝益腎、鞏固腎精腎氣、防治多尿及泄瀉、強壯體格、消炎抗菌毒。
雷公根	促進組織細胞的新陳代謝、對治發育緩慢、提振萎靡不振的食慾。
狗尾草	對於發育不良、發育緩慢、不思飲食的人有提振食慾、增強發育的作用。
九層塔根	芳香走竄全身氣血、強化胃的消化功能、使血液活絡並通行無阻礙、幫助生長發育。
山葡萄	化除身體因為風寒暑濕、跌打損傷所引起的瘀滯、提振脾胃之氣，增強腸胃吸收力。

第3階段 增高補強期

女生增高豐胸補強期中藥湯方

抓藥前請先注意：

材料的量依個人體質不同可能略有差異，以下的藥量是個僅供參考的標準，也可至中藥行請專業的藥師依據孩子的體型抓剛好的藥量。加入三碗水熬煮，選擇家中一般飯碗大小的碗即可。熬煮直至水量蒸發、降低為原本一碗的八分滿（約原本水量的四分之一）為止。

中藥飲 **1. 溫陽長高豐胸方**

適合誰喝 身體瘦弱、四肢冰冷的人，溫暖四肢、長高長壯、豐胸。

材料 山葡萄 3 錢、西洋參 2 錢、當歸 3 錢、川芎 3 錢、白芍 3 錢、熟地 3 錢、茯苓 3 錢、白朮 3 錢、炙甘草 3 錢、川七 2 錢、杜仲 2 錢、破故紙 2 錢、青木瓜 1 條、枸杞 2 錢、桂枝 2 錢、紅棗 10 顆

功能 填充腎中精微營養的物質、生成卵子及骨髓所需的精華、強筋骨、壯脊骨、幫助長高、強化女性性徵、豐胸。化除身體因為風寒暑濕、跌打損傷所引起的瘀滯、提振脾胃之氣，增強腸胃吸收力。

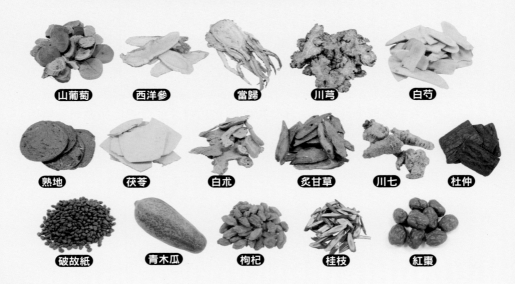

山葡萄　西洋參　當歸　川芎　白芍
熟地　茯苓　白朮　炙甘草　川七　杜仲
破故紙　青木瓜　枸杞　桂枝　紅棗

中藥飲 2. 調經長高豐胸方

適合誰喝 月經不順、發育不良者適用的長高豐胸方。

材料 狗尾草 3 錢、人參 3 錢、川七 2 錢、續斷 2 錢、桂枝 3 錢、枸杞 2 錢、茯苓 3 錢、甘草 3 錢、當歸 3 錢、川芎 3 錢、白芍 3 錢、熟地 3 錢、黃耆 6 錢、木瓜 1 條、紅棗 10 顆、紅椿根 3 錢

功能 對於發育不良、發育緩慢、不思飲食的人有提振食慾、增強發育的作用。大補成長所需的元氣、強化轉骨期的肝腎功能、補養女生月經及成長所需要代謝利用的血液、幫助長高、豐胸。

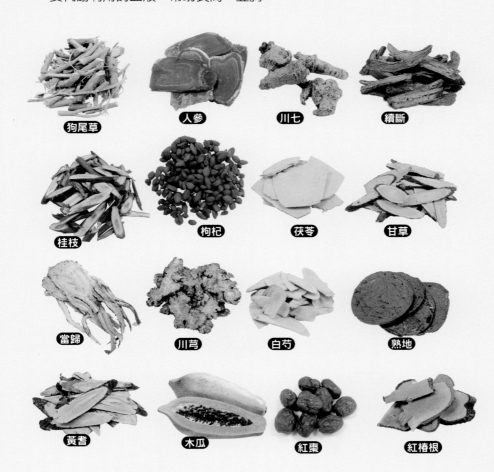

狗尾草　　人參　　川七　　續斷

桂枝　　枸杞　　茯苓　　甘草

當歸　　川芎　　白芍　　熟地

黃耆　　木瓜　　紅棗　　紅椿根

中藥飲3. 魅力豐胸方

適合誰喝 強化雌激素、豐胸、增長女性魅力。

材料 九層塔根3錢、當歸3錢、川芎3錢、熟地3錢、白芍3錢、紅花1錢、淮山藥2錢、茯苓3錢、女貞子3錢、菟絲子3錢、生薑5片

功能 芳香走竄全身氣血、強化胃的消化功能、使血液活絡並通行無阻礙、幫助生長發育。補養肝腎對女性生血、生髓、長骨的功能、增強女性的生殖系統。

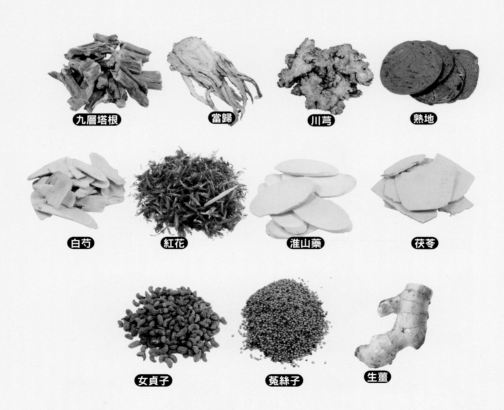

九層塔根　當歸　川芎　熟地

白芍　紅花　淮山藥　茯苓

女貞子　菟絲子　生薑

中藥飲 **4.** # 益智長高豐胸方

適合誰喝 發育較慢、需要補腎補腦者適用。

材料 狗尾草 2 錢、太子參 2 錢、西洋參 2 錢、核桃 10 顆、栗子 10 顆、黃耆 6 錢、白朮 3 錢、杜仲 2 錢、枸杞 2 錢、山藥 2 錢、山茱萸 2 錢、芡實 2 錢、遠志 2 錢、益智仁 2 錢

功能 促進組織細胞的新陳代謝、對治發育緩慢、提振萎靡不振的食慾。補益氣血、補腎、補腦、聰明、益智、幫助長高。

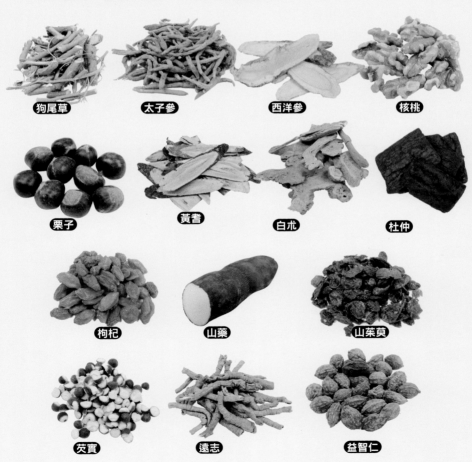

狗尾草　太子參　西洋參　核桃

栗子　黃耆　白朮　杜仲

枸杞　山藥　山茱萸

芡實　遠志　益智仁

中藥飲5. 強骨補腎豐胸方

適合誰喝 需要強化補骨、補鈣、豐胸並長高的人適用。

材料 金櫻子3錢、黨參3錢、白朮3錢、茯苓3錢、炙甘草3錢、白芍3錢、當歸3錢、川芎3錢、熟地3錢、黃耆6錢、桂枝1.5錢、牛七2錢、青木瓜一條、淮七2錢、骨碎補2錢、桔梗2錢、菟絲子2錢、威靈仙2錢、巴戟天2.5錢、陳皮2.5錢、半夏2.5錢

功能 強肝益腎、補氣健脾、鞏固腎精腎氣、防治多尿及泄瀉、強壯體格、消炎抗菌毒。增強腎主骨、生髓、促進腦部發育、健全女性生殖系統、活血化瘀、強化女性性徵的功能、幫助長高、豐胸。

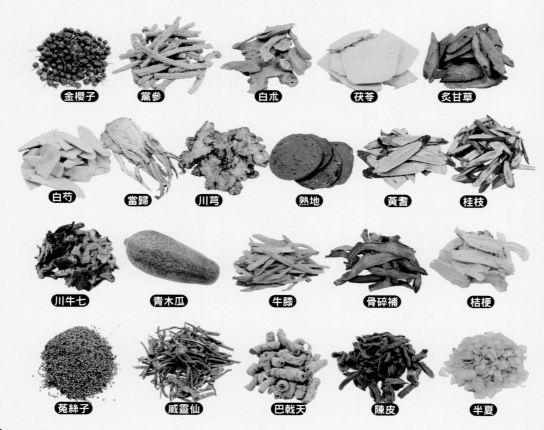

金櫻子　黨參　白朮　茯苓　炙甘草

白芍　當歸　川芎　熟地　黃耆　桂枝

川牛七　青木瓜　牛膝　骨碎補　桔梗

菟絲子　威靈仙　巴戟天　陳皮　半夏

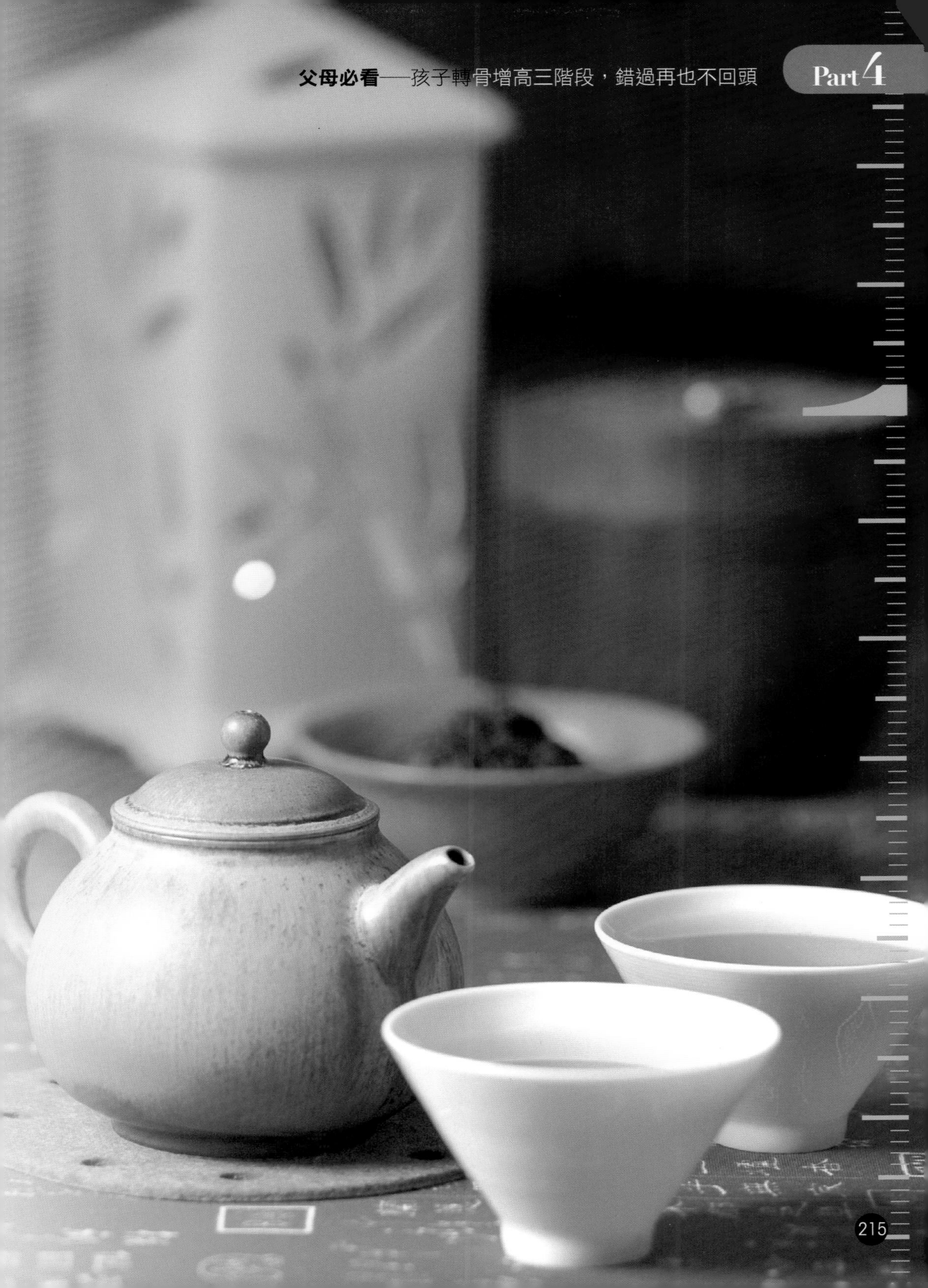

簡易點穴按摩提升骨質堅固力

　　按穴道也可以補骨？沒錯！這裡整理出第三階段轉骨增高補強期最適合按壓的穴道，建議處於增補強期的人可以試試看。

★頭頸部

❶印堂穴

百會穴位置： 將兩個眉頭畫一條連線，正中間的點就是印堂穴所在。

百會穴功能： 經常按摩、刺激印堂穴，可以清利頭目、醒鼻通竅，使眼睛清澈明亮，同時它也可以用來治療頭部的疼痛與眩暈。孩子成長的重要指標，除了高度與性徵，還有清晰的頭腦、聰慧的眼睛與耳朵，這些都是印堂的強項。

印堂穴

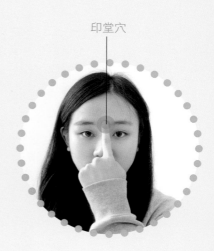

上星穴

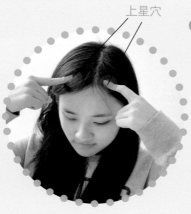

❷上星穴

上星穴位置： 頭部前髮際正中點往上兩個指頭（一寸）高。

上星穴位置： 頭部、面郭、鼻部的許多疾病的治療，都需要用到上星穴。包括頭痛、暈眩、眼睛紅、眼睛痛、怕光、畏風、流淚、臉部紅、臉部腫痛、鼻蓄膿、鼻出血……等的治療，都少不了它，對青少年的成長發育而言，上星穴自然是不能忽視的頭部穴位。

❸ 四神聰穴

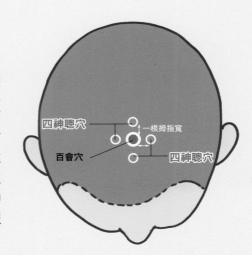

四神聰位置：　先找到兩耳耳尖連線的中點，及頭部前後正中線，取兩條連線的交點即為百會穴，再以百會為中心，在它的前後左右各取1寸寬，就是四神聰穴所在，以百會的位置而言，四個穴位呈十字狀。穴下皮膚有額、耳廓、枕大、及耳小等神經，也有靜脈、顳淺動脈、眶上動脈及枕動脈。

四神聰功能：　經常刺激、按摩這四個穴，可以醒腦、安神，鎮靜、明目、開竅及清利頭目，通常用來治療暈眩、失眠、頭痛、健忘等疾病，成長中的青少年如果有大腦發育不健全的問題，更是必選穴位。

★胸腹部

❶ 氣海穴

氣海穴位置：　肚臍下方一吋半的位置。

氣海穴功能：　對於消化不良、一吃東西就肚子漲滿、食慾不好、晚上容易尿床、及發育不良的人有很好的治療、提升效果。

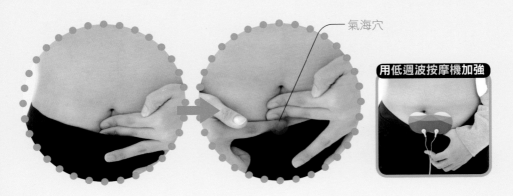

氣海穴

用低週波按摩機加強

第3階段 增高補強期

❷ 天樞穴

天樞穴位置： 肚臍左右各兩寸，兩側都有天樞穴，相當於肚臍旁開三個指頭寬處。

天樞穴功能： 假經常刺激、按摩天樞穴，可以激勵、興奮腸胃蠕動，促進食慾，提升吸收力，幫助成長及發育。

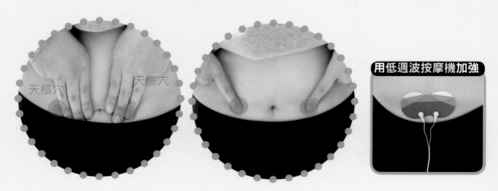

天樞穴　　天樞穴

用低週波按摩機加強

★ 腿足部

❶ 足三里

足三里位置： 位於上面所提的「外膝眼」下約四個指頭（3寸），距離脛骨前高處約一個指頭寬。

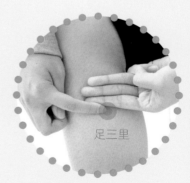

足三里

足三里功能： 它是胃經氣血循環中最重要的一個穴位，經常刺激、按摩足三里，可以健胃、補脾、促進腸胃功能、調理人體脾胃氣血、增強腸胃吸收力、促進人體把食物營養化生成氣血、幫助體力恢復、解除身體的疲憊感，並幫助人體長高。它又可以稱為人體的強壯要穴、長壽穴，自古以來，想延年益壽的人，都知道要經常按摩、刺激足三里。

用低週波按摩機加強

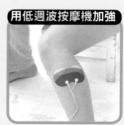

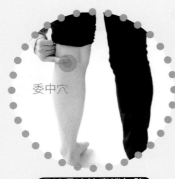

委中穴

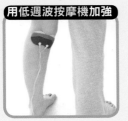

用低週波按摩機加強

❷ 委中穴

委中穴位置： 位於膝彎處，在膝部膕橫紋最中間那一點，也就是股二頭肌的肌腱，與半腱肌的肌腱，兩條肌腱中間的陷落處。

委中穴功能： 經常刺激、按摩委中穴，可以強壯腰部、膝關節和腿骨，所以古人才會說「腰膝委中求」，它可以治療腰痛、膝痛、腿骨痛，幫助腰腿活動、伸展、扭擺，緩解生長痛及幫助長高。

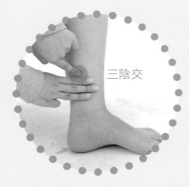

三陰交

❸ 三陰交

三陰交位置： 位於足內踝最高點往上四個指頭寬（3寸）的地方。三陰交位在肝、脾、腎三條屬陰的經脈循行交會處，因而命名。

三陰交功能： 經常按摩、刺激三陰交，可以使脾化生營養為氣血的運動健旺、水份的代謝正常，自然不會因為糞便中的水份過多而腹瀉，這是它滋養陰的功能。它還可以調補肝的氣血，使經血順暢充盈，女性就不會因為月經不順而痛苦。

三陰交適合誰按： 成長中的女孩，由於卵巢功能尚未健全，月經提早、延後或不定期而至，引發程度不同的疼痛，成為每月生活中很大的困擾，而三陰交調經止痛及治療婦女疾病的功能，使它成為女性至寶。

❹ 太衝穴

太衝穴位置： 位於腳背，在腳的大拇趾和第二個腳趾之間骨的結合處上方的凹陷中。

太衝穴功能： 經常刺激、按摩太衝穴，可以疏暢條達肝氣、調理肝經氣血。

太衝穴適合誰按：

· 對於男孩功課、家庭、感情及生活壓力引起的情緒不穩，具有安定的作用。

· 對女性而言，疏暢條達肝氣、調理肝經氣血，除了改善情緒問題，還有助於調理月經，解決生理期的疼痛。同時，它也是幫助長高的穴位。

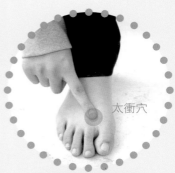

太衝穴

用低週波按摩機加強

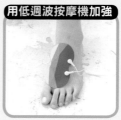

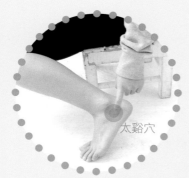

太谿穴

用低週波按摩機加強

❺ 太谿穴

太谿穴位置： 在足內踝高點與腳跟跟腱之間的凹陷處。

太谿穴功能： 經常刺激、按摩太谿穴，可以幫助長高，對於青少年各種壓力及過度泄精引起的引起的目眩、耳鳴、月經問題、頭痛、失眠、遺精、小便頻數、腰脊痛、下半身及下肢寒冷、健忘等，都有很好的改善功效。

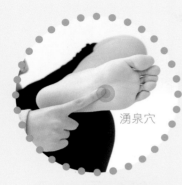

湧泉穴

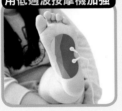

用低週波按摩機加強

❻ 湧泉穴

湧泉穴位置： 將整個腳趾頭用力拗緊，呈彎曲狀，腳底前三分之一處會出現一個凹陷，那個地方就是湧泉穴。

湧泉穴功能： 它是腎經氣血循環線上一個十分重要的穴位，經常按摩、刺激湧泉穴，可以補腎，讓腎的經脈氣血充沛，達到強腎壯腎的目的，並刺激分泌生長激素。中醫認為「腎主骨、生髓、腦為髓之海」，所以，當腎的氣血充盈，骨幹、骨髓及腦部都會生長發育得很健全。

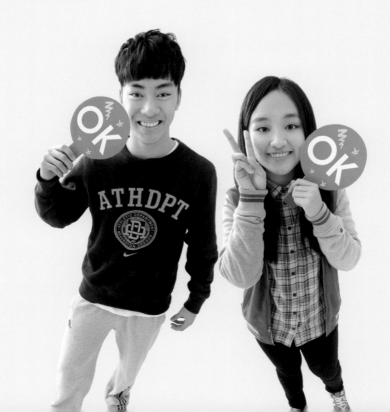

簡易點穴按摩提升罩杯Q彈力

按壓提升罩杯穴道前先注意──正確按法

　　每次以手拇指的指腹輪流對每個穴位施放壓力，每個穴位都是左右對稱的，左右各五下。每日五次。

★胸腹背部

❶天宗穴

天宗穴位置： 位於背部，在人體肩胛骨的中央，按時可以明顯感覺凹陷之處。

天宗穴功能： 可刺激乳腺、治療乳房方面的問題，包括痠漲、疼痛、胸悶等，另外，也有治療五十肩的功能。

❷屋翳穴

屋翳穴位置： 在第二和第三根肋骨之間的凹陷，正當乳頭上方。

屋翳穴功能： 用來豐胸。有增強乳房氣血暢通的功能，也可以用來治療乳汁分泌不足、胸肋疼痛等，氣喘時用來平喘。

❸庫房穴

庫房穴位置： 位於胸部第1根肋骨下的凹陷，距前正中線約5個手指頭。

庫房穴功能： 用來治療咳嗽、氣喘、乳房不通暢及胸肋脹痛。

❹膺窗穴

膺窗穴位置： 位於胸部第2根肋骨下的凹陷，距前正中線約5個手指頭。

膺窗穴功能： 用來調整氣的運行，使氣在體內更順暢，也可以用來安定心神、穩定神志，活化乳房的經絡使之暢通。可以用來治療或緩解肺部各種問題，例如咳嗽與氣喘，對於胸部漲痛、脅肋疼痛及各種乳房疾病都可以配合其它穴位來進一步治療。

❺ 乳中穴

乳中穴位置： 在胸部第4根肋骨下凹陷，正當乳頭中央，距前正中線約5個手指頭。

乳中穴功能： 它可以促進人體的消化能力、緩解及治療咳嗽與哮喘，對於咽喉及頸部的問題，包括腫痛、腫大都有很好的緩解及治療效果，也可以用來治療產婦乳汁不足的問題。

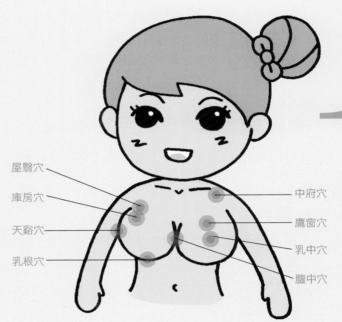

屋翳穴
庫房穴
天谿穴
乳根穴
中府穴
鷹窗穴
乳中穴
膻中穴

❻ 中府穴

中府穴位置： 從乳頭直上，來到與腋下同樣的高度時，旁開兩個拇指處，就是在腋下一個拇指處。

中府穴功能： 可用來豐胸，對於胸部的疼痛及氣喘有緩解及治療的功效，也可以用來強化淋巴腺的循環、同時也能促進呼吸道的健康。

❼ 天谿穴

天谿穴位置： 位於乳頭外側三個指頭寬。

天谿穴功能： 在這裡用來豐胸。也可以用來治療胸肋漲滿、胸部疼痛，並強化呼吸道與器官的功能，對於加強心臟循環也很有效。

⑧ **膻中穴**

> **膻中穴位置：** 位於兩個乳頭連線中間點。

> **膻中穴功能：** 在這裡用來豐胸。也可以用來治療乳腺發炎、胸部疼痛，並促進孕婦的乳汁分泌，對於呼吸道及呼吸器官的功能有加強的作用。

⑨ **乳根穴**

> **乳根穴位置：** 正當乳頭下方，在乳房圓弧最下端，大約第六根肋骨下凹陷。

> **乳根穴功能：** 可以用來促進乳汁的分泌、治療胸部氣血不暢、胸部疼痛、狹心症及氣喘。在這裡最重要的功能則是豐胸及促進乳房發育。

⑩ **肩井穴**

> **肩井穴位置：** 位於肩膀最點的凹陷，也就是鎖骨外二分之一處，在這裡用來豐胸。

> **肩井穴功能：** 也可以用來治療乳腺發炎，對於高血壓、肩膀痠痛、背部疼痛也有很好的治療效果。

★手部、腕部

❶ **少澤穴**

> **少澤穴位置：** 位於小指頭上，正當指甲最外側底部。

> **少澤穴功能：** 它可以增強小腸的功能，在這裡用來豐胸。

❷ **內關穴**

> **內關穴位置：** 距離腕橫紋約三個指頭寬的正中點。

> **內關穴功能：** 用來安定心神、調理心臟的氣血、對於胸部不適、心跳不安、心悸胸悶有很迅速的緩解、鎮痛效果。在這裡用來調理胸部氣血，輔助豐胸。

★腿足部

❶ 三陰交

三陰交位置： 內踝骨直上三至四指寬，指頭來到此處，有一種無法再往上推的阻礙感。

三陰交功能： 在這裡用來調理女性的氣血，輔助豐胸。一般用來激勵雌激素的分泌，增強人體的荷爾蒙，對於月經不順、痛經也有很好的緩解及治療效果。

❷ 足三里

足三里位置： 在膝蓋凹陷處往下四個指頭寬，脛骨旁開二個拇指頭。

足三里功能： 在這裡用來調理腸胃功能，增強吸收力，以輔助豐胸。也可以用來增強人體的免疫力及抵抗力。

❸ 子宮刺激點

子宮刺激點位置： 位於內踝骨直下一個拇指寬處。

子宮刺激點功能： 用來調理子宮機能、糾正月經週期紊亂、調節荷爾蒙的分泌、增強乳房發育。

❹ 卵巢刺激點

卵巢刺激點位置： 位於外踝骨直下一寸，往腳後跟骨的方向偏半個拇指寬。

卵巢刺激點功能： 用來調節卵巢功能、促進黃體分泌、增強乳房發育。

❺ 胸腔刺激區

胸腔刺激區位置： 位於腳部中間三指間的腳趾接縫處，往上一個拇指寬。

胸腔刺激區功能： 用來增進乳腺發育，幫助豐胸，對於胸部的疼痛也很有緩解、治療的效果。

有什麼好處

★黃耆、西洋參、益智仁、杜仲、遠志、枸杞、紅棗等中藥具有補益氣血、健胃轉骨、益智健腦及堅骨強筋的功效，黃精、何首烏補養肝、腎，尤其續斷、骨碎補、補骨脂、杜仲等，鋅、錳等微量元素的含量高，由於發育中的骨骼必須藉由鈣、磷的代謝來完成，這種代謝需要錳的參與和協調。同時，蛋白質合成的過程中，必須透過鋅、錳的參與和調節來發揮功效，才能作用於骨骼的生長及發育。一旦人體缺少鋅、錳等微量元素，骨骼就會出現生長緩慢、滯礙不通，最後造成生長遲緩，所以，這些微量元素正是加速骨骼代謝與生長的催發劑。

★珊瑚草所富含的鈣質是大骨的數百倍，鈣質是建構骨骼最主要的元素，它同時具有使體液保持鹼性、凝固血液的功效。缺乏鈣質會妨礙骨骼及牙齒的發育，而珊瑚草的天然鈣質對成長中的孩子、孕婦及更年期男女、老人等，都有很好的幫助，可以預防骨質疏鬆。

★珊瑚草中所含有的鐵質，比大家熟知的豬肝含鐵量高出數百倍之多，同時也高於花生、雞蛋、生蠔及杏仁的含鐵量。鐵質是造血的核心元素，鐵質缺乏，血紅素的量就不夠，會導致貧血、疲勞、健忘等症狀，而人體有了充足的供血，血液的光華可以往上供養頭、面部，不但不用擔心貧血引起的頭暈眼花等問題，也不用擔心智力不足，還可以帶來好的氣色。

★珊瑚草中豐富的礦物質，可以避免發育遲緩，所含的酵素，能幫助消化食物，加速營養及熱量的吸收。膠原蛋白可以加速新陳代謝，保持皮膚的光澤與彈性，還可以補充關節之間的軟骨，強化筋骨及韌帶，降低關節筋骨病變的機會。

春天也想顧骨本，這麼喝就對了！

中醫博士告訴你重點：
春天補肝養血，濡養筋骨

　　中醫認為春天「主升發」，夏天「主生長」，也就是說，時序進入春暖花開的春天，正好是萬物上升、發展的時機，對生物的生長發育最有幫助。一年四個節氣中，人與動、植物的成長是最快速的季節，也是動植物的生機最蓬勃發展的時節，正是春、夏兩季。

　　中醫認為，春天屬肝，也就是說，春天對應的五臟是肝，而「肝藏血」、「肝主筋」，肝具有貯存血液及調控血量的功用，它就是一種人體的重要資本。肝血一旦不夠，儲存及調度不及，人體的筋與肉就會失去血本，筋膜會歪斜移位，筋肉會變得缺乏彈性，骨骼與關節會變得僵硬，無法伸縮自如，脊椎無法昂揚挺立，各種因為姿勢無法正確挺立而引起的骨節滑脫、神經壓迫、臟腑下垂、移位等病症都會相繼產生。所以，想要固骨本，好好利用春天補肝強肝，濡養筋骨，能收事半功倍之效，獲得最好的效果。

春天轉骨增高必喝：十全五穀春筍粥

食材 西洋參、黃耆、白朮、茯苓、當歸、白芍、熟地、川芎、肉桂、炙甘草、胚芽米、小米、黃豆、紅豆、黑豆、竹筍、鹽。

製法 1.先用電鍋將胚芽米、小米、黃豆、紅豆、黑豆煮熟。

　　　 2.將切好的竹筍加鹽煮水，除去容易誘發過敏的草酸，及竹筍常有的苦味與澀味。

3. 將西洋參、黃耆、白朮、茯苓、當歸、白芍、熟地、川芎、肉桂、炙甘草等藥材泡在水中**3-5**分鐘，第一泡水倒掉不用。

4. 用適量的水，先將藥材中的湯汁熬出來，再將這熬成的十全大補湯，與五穀飯及切好的春筍一同燉煮。

有什麼好處

★在所有的食材中，最能夠代表「升發」的植物非春筍莫屬了。一柱春筍從出土開始，每天可以成長一倍，七天之內可以成長**25～28**公分。中醫素來十分重視以形補形，尤其竹莖在地下過冬，有豐厚的土壤保護，可以避免傷凍，又吸取土壤中一整個冬季的養料，經過春陽的洗禮後，迅速冒出的嫩芽鮮甜可口，所以在春天可以快速增長的春筍，就是長高藥膳的好食材。不過，烹調竹筍藥膳，應注意個別的體質差異，並注重飲食的均衡，不可光吃藥膳而偏食。

★中醫認為竹筍具有清除體內的熱氣、去除水濕與痰涎、增益力氣、通血管、消除飲食後的脹氣、通大便等功效。竹筍還有低糖、低脂肪、高纖維的優點，可以幫助腸道蠕動，促進消化，預防便秘，對於防治大腸癌很有助益。過去的人由於食物的來源不夠豐富，加上竹筍的脂肪含量很少、熱量很低，所以吃竹筍被誤認為「沒營養」，但現代研究證實，竹筍含有維生素C及B1、B2、B6、菸鹼酸，也含有鈉、鉀、鈣、鎂、磷、鐵、鋅等礦物質及微量元素，以及蛋白、碳水化合物等，更重要的是它所含的纖維質。（於下頁有詳細說明）

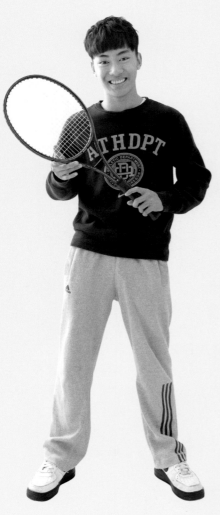

★由於竹筍含有高量的纖維及膳食纖維，可以大大的增加飽足感，減少熱量的攝取，是減重利器。它並可幫助腸胃蠕動，使排便順暢，所以是防治大腸癌症的絕佳食材。也因為現代人的營養過剩，食物來源豐富，平日的營養已經十分充足，飲食也過於精製，而過分食用烘烤炸等食物，也使得現代人的腸胃積熱，患有便祕的人十分普遍。在這種情況下，竹筍的涼性可以幫助腸胃道去除積熱。

★在血液循環中，可溶解的纖維質可以有效減少身體的膽固醇，進而增進人體對糖的容忍彈性，調整對胰島素的敏銳度，使血液中的血糖維持健康的基準濃度，避免胰島素不足，降低罹患糖尿病的風險。纖維質也能減少膽固醇、三酸甘油酯及甘油三酯在血液中的濃度，降低罹患高血壓、冠心病的風險。

★十全大補湯的作用是溫補氣血，對於吃飯不香、脾胃虛弱、體力勞動者、因學業而耗傷心血的人、各種虛弱症狀、反覆生病、長時間生病、因外力傷了筋骨脊椎及寒氣引起的疼痛僵硬、青少年夢中遺精、因體力勞動或氣血不足引起的腿膝無力、思慮過度、男性腎循環中的精微營養物質不足、女性月經不順或缺血……等等，可以達到氣血雙補的良好功效。

★中醫認為胚芽米與小米可以養心安神、開胃健腸、彌補身體的虛弱與勞損，並增益丹田之氣，其中所含的維生素B、C、D、各種礦物質及微量元素，對於成長中的幼童及青少年，可以提高免疫力，減少疾病的發生，降低肥胖的機率、強化記憶及增加新陳代謝。其中B1可以促進消化、增加食慾、代

謝，減少身體的疲倦感。維生素B2能增進發育及降低口唇炎症、B6可以幫助蛋白質的利用與代謝，其中小米所含的蛋白質，八種胺基酸俱全，無一缺漏，人體必需的胺基酸中，小米的蛋胺酸及色胺酸也是穀類中最高的。

★胚芽米與小米所含的維生素E可以幫助男性及女性正常製造精子、順利排卵、增加受孕、降低流產風險，所以對傳宗接代而言，胚芽米與小米有一般精緻白米所達不到的功用。其中的鈣質，正是生長發育的重要營養，對幼兒及青少年可以強固牙齒、健全骨骼，對中年人可以保持骨本，對老年人可以防治骨質疏鬆。

★小米是各種穀類與粗糧中，在經過高溫烹煮之後仍然可以維持鹼性的特有糧食，多吃小米可以讓酸性的體質變為鹼性，增加人體的免疫力，減少自由基，增強排毒與代謝。小米所含有的纖維質，是五穀雜糧中質地最細緻滑潤的，能幫助消化力薄弱的幼兒及老年人獲得穀類的各種營養素。

★豆類的蛋白質含量極高，營養價值可與肉類媲美，脂肪的含量卻極低，沒有肉類多食之後會增加心肺血管病變的缺點。中醫又把紅豆稱為「心之穀」，具有補血護心、降脂減重、利尿除濕、消腫解毒、滋潤腸道、通利大便的功效。

★黃豆健腦、健脾，人體所需要的8種必需氨基酸，豆類全部包含，又富有豆固醇及磷脂，卻幾乎沒有膽固醇，可以大大的減少血清膽固醇。其中卵磷脂又可以幫助脂肪的代謝，降低脂肪肝及肝硬化的發生，豐富的維生素B群、異黃酮及礦物質，可以抗氧化，減少體內產生自由基。此外，植物蛋白及植物雌激素，可以預防骨質疏鬆，降低潮熱、盜汗、憂鬱、肥胖等更年期症狀。

★黑豆除了具有黃豆對人體的種種益處，還多了補腎補虛、補血補氣、滋養腎陰、利尿排水消腫、止汗除煩等功用，現代研究更認為黑豆有抗氧化、抗衰老及烏髮的功效。

注意事項：

　　由於每個人的體質狀況及家庭的口味並不相同，粥的濃稠度及鹹淡口味可以依據家庭的需求做調整，但切忌過鹹，用的調味料越清淡越好。進補時容易上火的人，可以把西洋參改為黨參，熟地改成生地。如果怕吃到竹筍的苦味及澀味，在烹調竹筍前，先將竹筍煮水一遍，再與五穀及藥材同煮，如此可以避免苦味與澀味。

　　吃竹筍容易引發過敏的人，可以將竹筍用水加食鹽先煮過，去除筍中的草酸，預防食用竹筍後過敏。胃寒的人，可以在藥膳中加入薑片或麻油，怕吃粗糧及高纖維引發胃痛的人，可以把胚芽米及全麥改成精製的白米與麥片，把竹筍改用竹筍嫩芽等等。受限家庭經濟，也可以把西洋參改為價格較經濟實惠的黨參。

春天轉骨增高必喝：青木瓜君子湯

材料 西洋參、白術、茯苓、灸甘草、紅棗、枸杞、陳皮、山藥、黃耆、芡實、青木瓜。

製法 1. 將西洋參、白術、茯苓、灸甘草、紅棗、枸杞、陳皮、山藥、黃耆、芡實等中藥材與青木瓜一同熬湯。

　　　2. 可以依據家庭成員的需要，燉煮至青木瓜脆甜、或軟爛為止，放入調味料時不宜太鹹，進補仍以清淡為宜，每週可食用二、三次。

有什麼好處

★中醫認為春天的季節屬「肝」屬「木」，所以春天的長高飲食湯藥必須注重「平肝息風、滋養肝陰」，中藥用山藥、紅棗、枸杞等。春天正是一年的開始，所以飲食必須「扶助正氣」，中藥材以補中氣的四君子湯為主。

★食材以青木瓜為主，性質平和的木
　瓜在中醫的「五味」中屬於「酸」，
　而酸的性味特別能夠平抑亢盛的肝氣，
　所以中醫拿木瓜來平衡、抑制肝的火氣、
　舒展並靈活筋骨、活化氣血通道、軟化血
　管、降低血管中的壓力。因為它對人體有數
　之不盡的良好功用，對人體可謂百益而無一害，所以中醫稱它為「百益果
　王」。

★木瓜除了含有十多種氨基酸、胡蘿蔔素等營養，其中對健胃整腸最有
　用的是木瓜鹼、蛋白酶、凝乳酶。這種乳狀液汁中具有「木瓜酵素」
　（papain），還沒有成熟的青木瓜含量最豐富，比已經成熟的紅木瓜高出2
　倍。這種酵素能夠有效分解蛋白質，吃進人體的蛋白質能夠透過這種酵素的
　分解，充分被人體所利用，它對於十二指腸潰瘍、胃潰瘍、腸胃炎、胃痛、
　痢疾等腸胃道的疾病具有一定程度的防治作用。

★木瓜蛋白酶還能調節、促進胰腺分泌胰液，可以整腸並幫助消化，防治因為
　消化不良而引起的腸胃問題。木瓜中還含有具備多種生理活性的齊墩果酸，
　能夠降血脂、抑制細菌、抗發炎等作用，能修復壞死組織，加速肝細胞再
　生，所以木瓜也是很好的護肝食物。此外，木瓜中的維生素C含量是蘋果的
　48倍，還能抑制亞硝胺的合成，防止致癌物在人體產生作用。

夏天也想顧骨本，這麼喝就對了！

中醫博士告訴你重點：
夏天補心強心，收汗保骨本

　　夏季艷陽高掛，烈日當頭，陽氣最盛，所以這個季節的養生之道必須順應陽氣，也就是要「養陽」。夏天在陰陽五行中屬「火」，在五臟中屬「心」，在地熱的薰蒸之下，人很容易煩燥、動怒，所以夏天養生重視「養心」，在飲食的補養方面則要去心火、養心神。夏天經常讓人吃不下飯，加上夏季冷飲當道，最容易損傷脾的陽氣，所以夏天的飲食要鼓舞脾胃，使脾胃振作起來。夏日動輒出汗，更容易耗傷人體的津液，所以夏天也必須補充水份，滋養陰液。

　　夏天屬心，夏天對應的五臟是心，而「心之所藏，在內者為血，在外者為汗」、「 汗為心之液」，也就是說汗是心所流失的營養。夏天的新陳代謝加快，氣血運行充盛，周身循環也最旺健，身體排汗多，津液的流失也多，所以夏天要好好補養心所耗失的氣血，避免流失骨本，如此，一面開源，一面節流，才能為秋冬維續雄厚的骨本。

春天轉骨增高必喝：四神南瓜五穀粥

材料 南瓜、胚芽米、小米、黃豆、紅豆、黑豆、黨參、黃耆、天門冬、紅棗、枸杞、蓮子、淮山藥、薏仁、芡實、荷葉。

製法 1. 先用電鍋將胚芽米、小米、黃豆、紅豆、黑豆煮熟。

2. 將黨參、黃耆、天門冬、紅棗、枸杞、蓮子、淮山藥、薏仁、芡實、荷葉等藥材泡在水中3-5分鐘，第一泡水倒掉不用。

3. 用適量的水，先將藥材中的湯汁熬出來。

4. 再將熬成的湯汁與五穀飯及切好的南瓜一同熬粥。南瓜必須保留南瓜子。

有什麼好處

★在五穀南瓜四神粥中，最重要的食材是南瓜，夏天
　正好是台灣南瓜盛產的季節，為了轉骨增高而吃南
　瓜時，一定要保留南瓜子同煮，因為南瓜子對成長發
　育及生殖，可以發揮小兵立大功的作用。

★南瓜中豐富的鋅含量，能刺激體內合成、分解蛋白質與
　核酸，對人體DNA、RNA的合成有直接的幫助。鋅也參
　與人體各種酵素的合成，可以促進細胞的新陳代謝，增強
　身體的免疫力，它同時也是人體生產分泌腎上腺皮質激素重要
　成分。

★南瓜子所含的鎂可以和鈣結合，一同調節、平衡骨骼，不至於因為過度的新
　陳代謝而流失骨質。這樣可以鞏固骨本、維持骨骼密度，有效地防治骨質疏
　鬆。整個南瓜中的鎂、鋅和B群能幫助人體把蛋白質、脂肪及醣類等營養轉
　化成氣血、熱能與力量，為成長提供能量與活力。它是對生長發育中的孩子
　十分重要的一種微量元素。

★南瓜還富含維生素E，又稱為生育酚，能刺激人體分泌性激素。對男性而
　言，多吃南瓜子，可以防止前列腺疾病，提升精子的質和量，促進精子的活
　力，並增加精子的數目，降低男性無法生育的機會；對女性而言，能提升荷
　爾蒙的濃度，特別是雌激素，能升高孕育能力，並防治滑胎，減少流產的機
　會。

★南瓜也是古人所說的「補血之妙品」，現代研究出它富含鐵質，可以避免成
　長中的青少年因為偏食而貧血，可以預防中老年人的血液循環不良，對於容
　易四肢冰冷的小孩、婦女及老人，南瓜可以說是一大福星。

夏天轉骨增高必喝：四神蜂蜜蔬果飲

材料 桑椹、蘋果、胡蘿蔔、蜂蜜。

中藥材料 山藥 8 克、黨參 5 克、白朮、蓮子、芡實、薏仁。

製法 1.將適量的中藥材泡在水中 3-5 分鐘，第一泡水倒掉不用。用三碗水熬成一碗半的藥汁待用。

2.將蘋果、胡蘿蔔洗淨削皮，切成小塊，與桑椹一同放入果汁機中榨汁。

3.將中藥汁、蔬果汁與蜂蜜一同倒入果汁機中攪拌均勻後，即可飲用。

有什麼好處

★四神蜂蜜蔬果飲中，最重要的是中藥「四神湯」，在這個基礎方上加入適量的黨參和白朮，可以開胃、益氣、健脾、補腎，對於身體瘦弱、吃不胖、發育緩慢、身體虛弱多病、腸胃虛弱、四肢無力、大便經常不成形狀、晚上容易遺尿或遺精的人很有幫助，對青少年的成長發育有直接的助益。

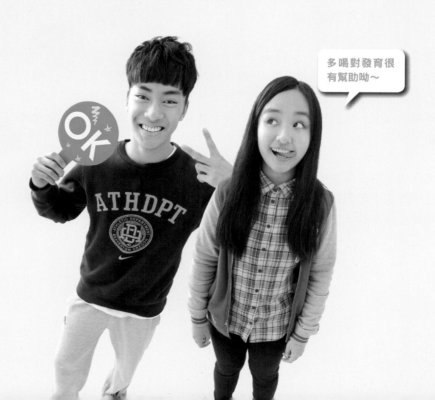

多喝對發育很有幫助呦～

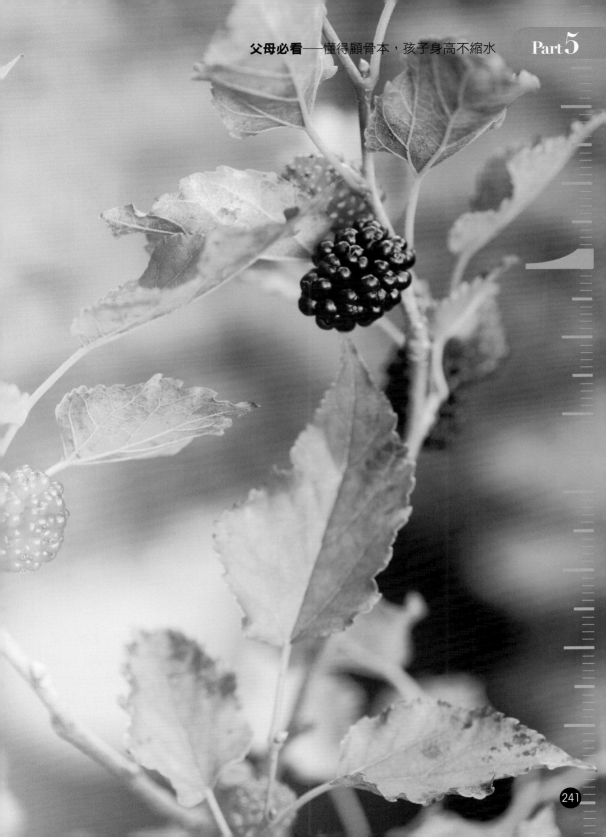

Special 特別收錄：

家中有青春期女兒的父母必看

　　無論是正值青春期，或者已經錯過了青春期的女性們，都可以利用月經週期的荷爾蒙變化，把握月經前、中、後三個時段人體對食物的不同需求，以食補加強調養身體。對於體內存在有病理因素、月經不順、月事不調的女性，更可以運用膳食來調理月經並補養身體，暢通氣血，達到補身與豐胸的效果。

月經前是活血化瘀的好時期！
想強化胸部發育，這麼喝就對了

　　月經來的前七天，以滋肝補腎、促進氣血循環為主，宜多喝溫熱的湯飲，包括花生牛奶、木瓜牛奶、豆漿與米漿。這些飲品中富含能夠增進乳腺發育、填充胸部脂肪的營養。還可以用黃耆加黨參或黃耆加西洋參來補益氣力、加強血液循環、幫助雌激素正常分泌、提升胸部罩杯。胸部發育好的人，則可以增加胸部的堅度與挺勢。平日氣血不足、容易頭暈的人，或冬天容易四肢冰冷的人，可以善用十全大補湯來補氣補血。月經不順的人可以用四物湯來補血調經，活血化滯，調理氣血。

　　月經來之前，最容易因為黃體素的變化，產生惶惶不安、焦躁、憂鬱、水腫、頭疼、冒痘痘及乳房脹、乳房痛等問題。症狀較輕的女性，茶飲方面，可以多喝玫瑰花茶、枸杞紅棗茶來養肝、寬胸、理氣。頭痛、胸漲、月經有血塊的女性，可以用桃紅四物湯加赤芍、柴胡、甘草來活血化瘀，補氣補血，使月經順暢、緩解並消除腹部的疼痛。氣血不足、懶得動、及脾胃不足的女性，可以用西

洋參或黨參、茯苓、青木瓜、杜仲、生薑、及大米一杯，將藥材包入藥袋，加入適量的水，熬煮蔘苓豐胸粥，溫熱的食用。

　　對於月經前、或月經來時容易水腫、頭暈的人，可以用紅豆、枸杞、紅棗加薏仁煮湯：

(材料) 紅豆、紅棗、枸杞、薏仁。

(製法) 1.紅豆、紅棗、薏仁用清水洗淨，浸泡一夜備用。

　　　 2.將泡好的紅豆、紅棗、薏仁水以火煮沸。轉小火慢煮50分鐘。最後加入枸杞同煮，並加入冰糖或蜂蜜調勻，即可食用。

(功能) 用來利水、治療月經水腫、補養肝血，減少氣血不足及水腫帶來的不適。同時還能達到補氣補血豐胸的效果。

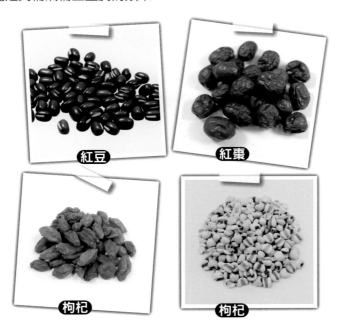

紅豆　　紅棗

枸杞　　枸杞

月經中是代謝排毒的好時期！
想強化胸部發育，這麼喝就對了

　　月經來時這5～7天，不宜再吃過於燥補的食物及藥補，更不宜吃四物、十全等中藥，避免月經血量過多。可以用大米一杯、黑芝麻60克、核桃肉100克、山藥三分之一段煮粥，有強腎、溫潤、補腦、烏髮、豐胸的功效。並多吃富含維生素B與C的五色蔬菜，也要多吃根莖類的山藥、地瓜、馬鈴薯、及堅果類如核桃、松子、栗子、花生、芝麻等。還可以多吃豆類食物如豆腐、豆漿等含有雌激素的食物。

　　同時，也要盡量避免在這個月經來潮的時期吃一些刺激性的飲料及口味重的調味料，包括咖啡、酒、菸、番茄醬、辣椒、醬油等，以免鈉儲留而使水腫不消，或刺激了卵巢、子宮，使雌激素、荷爾蒙等分泌不正常，不但損傷身體，也使得胸部縮水。

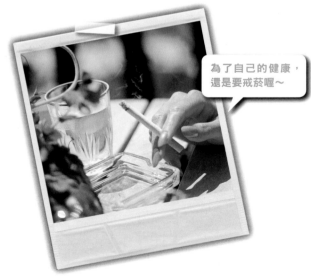

為了自己的健康，
還是要戒菸喔～

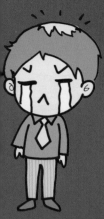

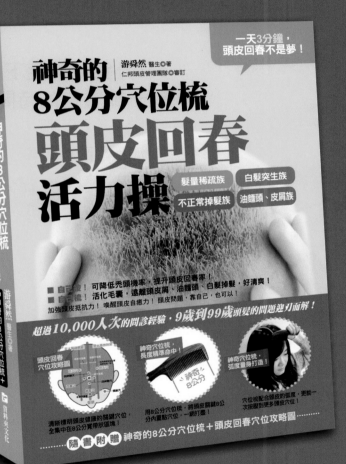
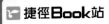

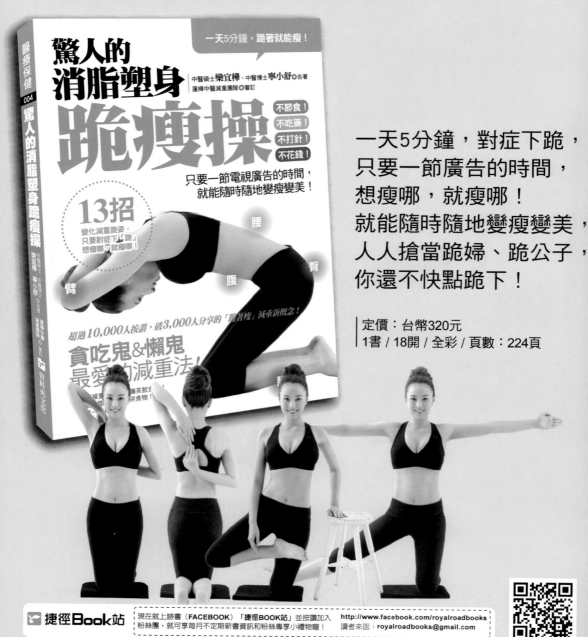

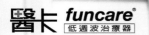

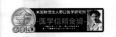
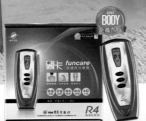

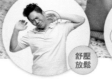
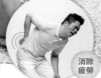
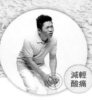
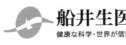

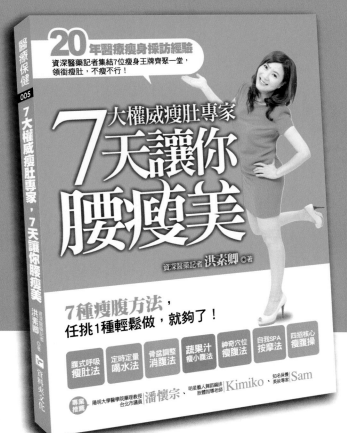

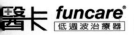

榮獲國家品質標章
認證字號A00622號

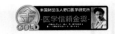
米国財団法人野口医学研究所
医学信頼金奖
GOLD

代替您的雙手，
守護家人的健康！

醫卡低週波‧有效改善肌肉酸痛，促進血液循環！

父母親酸痛的問題，從來不會告訴您，
強化爸爸的膝蓋，只希望您能陪我走更遠，猶如回到小時候牽著您的大手，
改善媽媽的肌肉酸痛，只希望您能夜夜好眠，猶如小時候睡在您的懷裡，
減輕父母親的酸痛，家人的快樂來自您的選擇。

卜學亮
親身使用‧信賴推薦

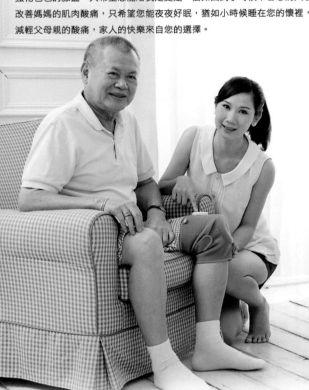

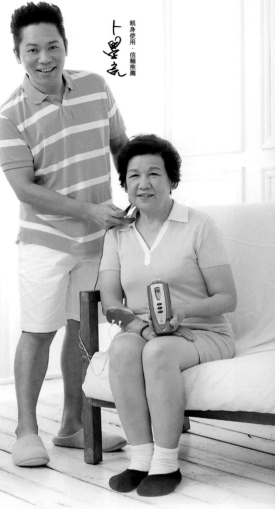

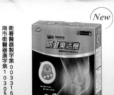
New
衛部醫器製輸字第103315號
南市衛醫器廣字第1030500003號

醫卡 funcare®
關健樂活機

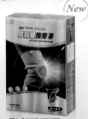
New
醫卡 funcare® 專用配件
膝關健按摩帶

雙效程式設計‧EMS肌肉鍛練+TENS止痛放鬆

捶 切
1分間高達360回的筋肉捶打按摩手技，最適合一開始與最後的疼痛舒緩步驟。

推 揉
1分間高達1800回的筋肉推揉手技，對於舒緩的效果更加分！

滑 捏
藉由捏、放、捏、放的手技幫助肌肉收放，改善腫脹感。

人體臨床實驗資料

經醫學大學人體臨床實證實：
1. 關節疼痛改善結果高達69%（葡萄糖胺19.9%）
2. 有助於膝關節行走敏捷度
3. 提高膝關節伸展靈活度

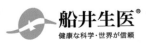

銷售據點
康是美　watsons　船井明日健康館　台中大遠百 B2　新竹大遠百 B1　台南新天地 B2

TAKASHIMA 高島　momo 購物網　ETMALL 東森購物　森森購物網　7net　樂天　全省特約藥局‧醫療器材行

船井生医®
健康な科学‧世界が信頼

www.funcare.com　0800-000888（週一至週五AM9:00-PM18:00）

KUHN RIKON
SWITZERLAND

瑞 康 屋

「食物有多美味，讓它自己說」，
好的鍋具就可以達到這樣的幸福效果。

有沒有一種鍋子，可以讓人看了很舒服、使用起來很順手，沒有大油煙、不需要手忙腳亂，還吃得到食材的鮮甜滋味，讓幸福不只來自味蕾，更來自從容優雅的烹調過程？大家都知道，選擇了新鮮的材料來做菜，不必過度調味就很好吃，但別忘記了工欲善其事必先利其器，有好的食材只是第一步，接下來就需要好用便利的用具，這樣才可以收到雙管齊下的功效。

瑞康屋將來自瑞士第一品牌的KUHN RIKON鍋具獻給每個家庭，讓女人完成夢想中的完美廚房。幸福回鍋是瑞康屋的使命，希望忙碌的現代人能在緊湊的生活中，輕輕鬆鬆享受美味，簡簡單單擁有健康。

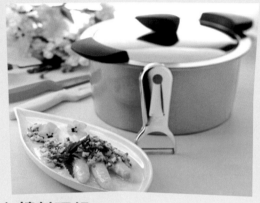

心情料理鍋
瑞士 HOTPAN 休閒鍋

商品特色:
HOTPAN休閒鍋瑞士原廠製造並榮獲國際IF設計大賞，是個可以煎、炒、燙、煮、炸、烤、蒸、滷、燉、燜、拌沙拉，擁有十一大功能的鍋具。30分鐘不洗鍋連煮 6道菜，烹煮時間是一般鍋的1/3， 可節省電費、瓦斯費，鋼材毛細孔很細，廚房沒油煙，可直接上餐桌，色彩鮮艷、外型討喜。

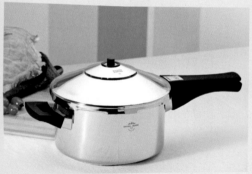

DESIGN PLUS

GOOD DESIGN

iF product design award 2012

省時美味迷你鍋
瑞士 DUROMATIC壓力鍋3.5L

商品特色:
此款精緻迷你尺寸的快鍋，打破壓力鍋只能燉煮高湯的印象。瑞士原裝進口，零件最少操作無負擔。在現今物價高漲的時代，下班後往往在附近買個便當，只求果腹，卻賠了健康。
KUHN RIKON 瑞士3.5L單柄壓力鍋搭配節能板使用，煮白米飯只需1分鐘，稀飯只需3分鐘，鮮甜美味的蓮藕排骨湯也只需要十二分鐘即可完成，非常適合都會小家庭使用，讓您輕鬆開飯，下廚好愉快。

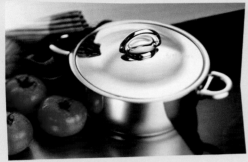

節能減碳的專家
瑞士DUROTHERM 金典鍋

商品特色：

鍋身、鍋蓋雙層設計，節能減碳的代表鍋，下班後常外食，只求果腹，卻賠了健康。

現在有更好的選擇「DUROTHERM金典鍋」6分鐘煮飯，30分鐘可以煮六道菜，而且全程不洗鍋、不放油。省油、省能源、省時間；換來更鍋家人的健康及歡樂的相聚時光。

最具人氣廚房五金
瑞士 易拉轉

商品特色：

瑞士專利，台灣最具人氣廚房五金

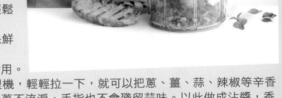

1. 輕鬆拉轉，可將食材切得很細。
2. 切大洋蔥、紅蔥頭從此不流淚。
3. 大把蒜頭便利切，從此手指不殘留蒜味。
4. 薑、辣椒、蔥不用動刀及砧板，一次搞定。
5. 甚至較硬的花生、蘋果等水果等都可以輕鬆拉切。
6. 將切刀取出後，蓋上保鮮蓋，即多一個保鮮盒可以
   使用，將多餘蒜頭、薑儲存冰箱，下次備用。
7. 不佔空間，收納方便。免插電的食物調理機，輕輕拉一下，就可以把蔥、薑、蒜、辣椒等辛香料迅速攪細，而且拉越久越細，從此切洋蔥不流淚，手指也不會殘留蒜味。以此做成沾醬，香味可提高一倍。

百貨專櫃據點

台北：
瑞康屋士林旗艦店 1F
新光三越台北南西店 7F
太平洋SOGO百貨復興店 8F
太平洋SOGO百貨忠孝店 8F
統一阪急百貨台北店 6F
新光三越台北信義新天地A8 7F
板橋大遠百Mega City 7F
HOLA特力和樂 士林店 B1
HOLA特力和樂 內湖店 1F
HOLA特力和樂 中和店 1F
HOLA特力和樂 土城店 3F

桃園：
FE21'遠東百貨 桃園店 10F
新光三越桃園大有店 B1
太平洋SOGO百貨中壢元化館 7F
HOLA特力和樂 南崁店 1F
台茂購物中心 5F
新竹：
新竹大遠百 5F
太平洋崇光百貨巨城店 6F
台中：
新光三越台中中港店 8F
HOLA特力和樂 中港店 1F
HOLA特力和樂 北屯店 1F
台中大遠百Top City 9F北棟

台南：
新光三越台南西門店 B1
HOLA特力和樂 仁德店 2F
南紡夢時代 B1F
嘉義：
HOLA特力和樂 嘉義店 1F
高雄：
新光三越高雄左營店 9F
統一阪急百貨高雄店 5F
HOLA特力和樂 左營店 1F

KUHN
RIKON
SWITZERLAND
瑞康屋

UCOM
益康屋

瑞康國際企業股份有限公司
友康國際股份有限公司
TEL 0800 39 3399 FAX 02 8811 2518
www.rakenhouse.com
www.ucom.com.tw

醫療保健 006

登大人的 轉骨增高 逆轉術

一生只有一次的轉骨黃金期，別讓無知耽誤孩子的機會！

作　　　者	寧小舒
顧　　　問	曾文旭
總 編 輯	王毓芳
編輯統籌	耿文國、黃璽宇
主　　　編	張辰安
美術主編	吳靜宜
美術編輯	王桂芳
行銷企劃	許之芸
封面設計	阿作
內文食譜示範	瑞康屋——蔡蕙玲總經理
內文示範模特兒	潘瑷、潘從宇
攝　　　影	常克宇
法律顧問	北辰著作權事務所　蕭雄淋律師、嚴裕欽律師

印　　　製	金濱印刷事業有限公司
初　　　版	2015年04月
出　　　版	捷徑文化出版事業有限公司——資料夾文化出版
電　　　話	（02）6636-8398
傳　　　真	（02）6636-8397
地　　　址	106 台北市大安區忠孝東路四段218-7號7樓

定　　　價	新台幣360元／港幣120元
產品內容	1書+1拉長頁

總 經 銷	知遠文化事業有限公司
地　　　址	222 新北市深坑區北深路3段155巷25號5樓
電　　　話	（02）2664-8800
傳　　　真	（02）2664-8801

港澳地區總經銷	和平圖書有限公司
地　　　址	香港柴灣嘉業街12號百樂門大廈17樓
電　　　話	（852）2804-6687
傳　　　真	（852）2804-6409

書中圖片由Shutterstock網站提供。

捷徑 Book站

現在就上臉書（FACEBOOK）「捷徑BOOK站」並按讚加入粉絲團，
就可享每月不定期新書資訊和粉絲專享小禮物喔！
http://www.facebook.com/royalroadbooks
讀者來函：royalroadbooks@gmail.com

國家圖書館出版品預行編目資料

登大人的轉骨增高逆轉術——一生只有一次的轉骨
黃金期，別讓無知耽誤孩子的機會！／寧小舒著.
-- 初版.
-- 臺北市：資料夾文化, 2015.04
　面；　公分(醫療保健：006)
ISBN 978-986-5698-44-7(平裝)

1.增高法　2.健身操　3.飲食

411.9　　　　　　　　　　　104002217

女生想長高、想豐胸就一定要學會的
增高豐胸逆轉操

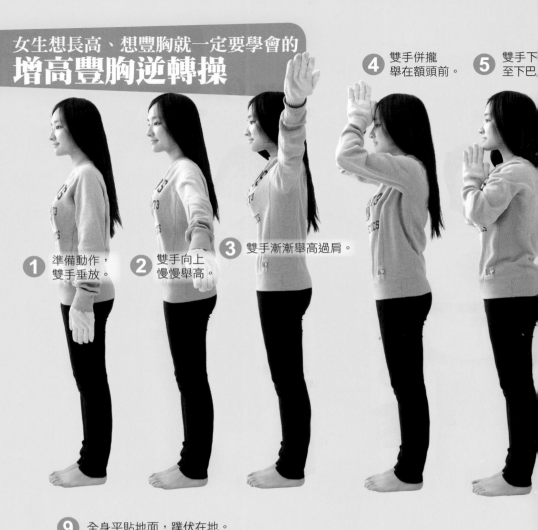

1 準備動作，雙手垂放。

2 雙手向上慢慢舉高。

3 雙手漸漸舉高過肩。

4 雙手併攏舉在額頭前。

5 雙手下至下巴

9 全身平貼地面，蹼伏在地。

10 雙手在身體兩邊畫圓。

11 雙手彎至身體兩側，準備撐起身體。

影片搶先看！

若不清楚分解動作，快掃QR code前往觀賞示範影片！

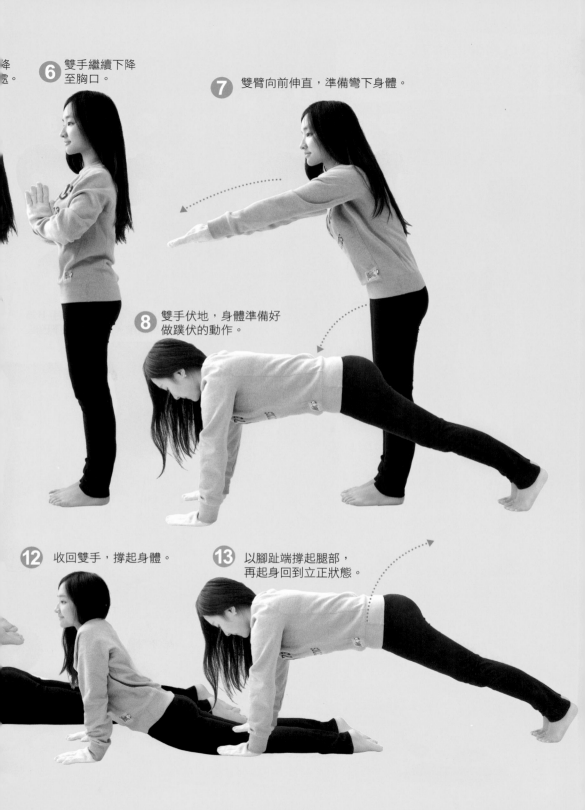

降
遠。

6 雙手繼續下降
至胸口。

7 雙臂向前伸直，準備彎下身體。

8 雙手伏地，身體準備好
做蹼伏的動作。

12 收回雙手，撐起身體。

13 以腳趾端撐起腿部，
再起身回到立正狀態。